AF474403

HISTOIRE

MÉDICALE ET CHIMIQUE

DES EAUX MINÉRALES

DE GRÉOULX.

HISTOIRE

MÉDICALE ET CHIMIQUE

DES EAUX MINÉRALES DE GRÉOULX,

Par L. J. M. ROBERT, Docteur en Médecine de l'École de Paris; et L. LAURENS, Pharmacien en chef de l'Hôtel-Dieu de Marseille.

Nymphis XI Grizelicis.

A MARSEILLE,
De l'Imprimerie de MOSSY, rue d'Aubagne, isle 46, maison 16.

AN 1807.

HISTOIRE

MÉDICALE ET CHIMIQUE

DES EAUX MINÉRALES DE GRÉOULX.

Les Romains qui firent un long séjour dans la Provence, connurent les eaux de Gréoulx. Différentes inscriptions qu'on y voyait anciennement ne laissent aucun doute à cet égard. Un temple y fut bâti en l'honneur de la déesse Hygia ; et la proximité de la ville de Riez, fondée par Jules César, embellie par Auguste, et qui fut si long-tems le chef-lieu d'une colonie romaine, ne pouvait manquer de donner de la célébrité à ces bains. Différens monumens y furent élevés par les vainqueurs des Gaules, mais ils ont tous disparu sous la faulx du tems, ou sous la main des barbares. Beaucoup d'auteurs veulent que ces eaux aient été renommées du tems des Celtes, puisque suivant eux, l'étymologie de Gréoulx *Grizelium*, vient du Celtique *Grezum* qui signifie douleur ou maladie, et de *Lin* qui signifie eau, comme si l'on disait eaux pour les maladies (1). L'histoire nous apprend que, lors de l'invasion des Vandales ou des Sarrasins qui ravagèrent la Provence, les bains de Gréoulx furent ensevelis sous des décombres ; ils restèrent inconnus, jusqu'au tems où les Templiers devenus seigneurs de Gréoulx les rétablirent. Ils y fondèrent même un hospice pour les malades de leur ordre. Enfin, lors des guerres civiles et féodales, des voisins jaloux ne pouvant soumettre les habitans de Gréoulx renfermés dans une citadelle dont on voit encore les ruines, crurent se venger de leur courageuse résistance, en détruisant de fond en comble l'établissement des bains. Depuis cette époque, la source resta perdue jusqu'au commencement du

(1) Papon, histoire de Provence, tome 1, page 86.

17me. siècle, où elle commença à surgir de nouveau au bas d'une prairie. Différens médecins de la contrée s'empressèrent alors de rappeler au public, les antiques vertus de cette source. Les malades y accoururent en foule; et c'est de ce jour que date, pour ainsi dire, la troisième création des bains de Gréoulx.

Les docteurs Esparron et Darluc ont chacun donné un traité sur les vertus curatives et l'analyse chimique de ces eaux minérales; mais à l'époque où ces deux hommes ont écrit, la médecine et la chimie étaient tellement encroûtées d'erreurs, qu'il devient aujourd'hui indispensable d'oublier leurs ouvrages, et d'en refaire un nouveau, dégagé de cet esprit de système qui égara si long-tems la raison, et éclairé du flambeau moderne des sciences naturelles, qui ont déjà tant illustré notre siècle et qui n'ont pour base que l'observation.

Nous allons jeter un coup d'œil topographique sur le village de Gréoulx, avant de faire connaître, par l'analyse chimique, les principes que ses eaux contiennent ; puis nous terminerons par l'exposé succint et rapide de toutes les maladies auxquelles les bains de Gréoulx sont évidemment utiles. Une expérience de plusieurs siècles et de milliers d'observations confirment leur efficacité. Pour tous les habitans du midi, ces eaux minérales sont un des plus grands bienfaits que la providence ait pu leur accorder ; mais les médecins de la provence en prescrivent trop rarement l'usage à leurs malades. Oui, si Hippocrate avait connu leurs vertus, Hippocrate les eût divinisées ! . . .

Le village de Gréoulx (1), bâti à mi-cote, et non loin de la petite rivière du Verdon,

---

(a) Gréoulx est à l'extrêmité du Département des Basses-Alpes, à deux lieues au-dessus du confluent des deux rivières du Verdon et de la Durance, il ressort de la justice-de-paix de Valensolles; à trois lieues de Riez, à dix de Digne, à huit d'Aix et à treize de Marseille, dans la direction N. E. de cette dernière ville.

jouit de l'exposition la plus salubre. Abrité du côté du nord, il reçoit l'influence solaire pendant toute la journée, lorsque le ciel reste pur et sans nuages. Le sol est très-fertile, et les habitans y jouissent de l'aisance et de la santé. De riches vignobles, des vergers d'oliviers et des bois taillis couronnent le sommet et le penchant des collines environnantes ; tandis que la plaine offre une forêt d'amandiers et de vastes prairies. La grande route de Marseille et de Toulon, qui conduit à Digne, à Riez et à Grenoble, donne beaucoup de mouvement à ce petit pays. On y trouve de fort bonnes auberges, abondamment pourvues de toutes sortes de gibiers; on y mange continuellement des poissons frais qu'on pêche à la rivière et des fruits excellens. Les vins des Mées, du Castellet, de Riez et la clairette de Sainte-Tulle, y sont fort recherchés encore de tous les amateurs. . . . C'est à deux cens pas environ du village, au pied de deux petits coteaux, dans une vallée charmante et tout près du Verdon, que se trouvent les bains.

On y arrive par un chemin de voiture très-commode et bordé d'une allée de jeunes platanes. Le terrein qui avoisine la maison, forme une espèce d'enclos où sont plantés des arbres fruitiers de toute espèce, ce qui surtout est fort agréable pour les personnes qui se rendent aux eaux au mois de septembre : à gauche des bains, s'élève sur un petit tertre, un superbe colombier, et l'on voit à droite un beau jardin potager ; du côté de l'ouest coule un petit ruisseau d'une eau claire et limpide, dont les bords émaillés de fleurs et de verdure, sont ombragés de saules, de peupliers et d'autres arbustes aquatiques. Au printems, lorsque les oiseaux célèbrent leurs amours, les rives du Lignon n'offrent pas un site plus pittoresque ou plus enchanté. Ce local ne laissera rien à désirer, du moment qu'un vaste mur de clôture en formera une espèce de parc, et que différentes promenades et divers jeux gymnastiques permettront aux malades de s'y livrer, au gré de leurs caprices, à tous les exercices du corps, ou bien à de douces et solitaires rêveries.

La maison des bains déjà très-spacieuse, reçoit tous les jours de nouveaux embellissemens. Chaque malade peut choisir une ou deux chambres séparées ; il peut faire sa cuisine à part, ou vivre à table ronde. Mme. Rambot, propriétaire des bains de Gréoulx, qui réunit la plus grande amabilité aux vertus et aux talens de son sexe, ne néglige rien pour procurer aux malades tous les agrémens dont son établissement est susceptible. Une très-bonne cuisinière est attachée à la maison, et il n'y manque pour le moment qu'une bibliothèque choisie, à la disposition des malades : la lecture en amusant l'esprit, influe plus qu'on ne pense sur la santé du corps.

Une fois que M. le Docteur Gravier, fils de Mme. Rambot, aura la direction de ces bains, nul doute qu'ils ne reçoivent de très-grandes améliorations. Une douche ascendante y sera établie ; l'accès des bains sera rendu plus large et plus commode, et ceux-ci seront décorés autant que possible pour qu'ils n'aient plus l'air d'un sépulcre. Leur nombre doit être même augmenté.

Ces bains au nombre de sept, sont disposés sous plusieurs voûtes très-obscures; il faut descendre trois ou quatre escaliers pour y pénétrer. La chaleur très-grande dans tous, est surtout étouffante dans les étuves; c'est pourquoi les personnes qui ont la poitrine faible, n'y peuvent respirer long-tems, faute d'y trouver sans doute une assez grande quantité d'oxigène pour y rafraîchir leurs poumons. Un peu plus aérés, ces bains n'en deviendraient que plus utiles. L'eau minérale surgit du sein de la terre à une très-grande profondeur. Pour la distribuer dans les bains, on a pratiqué un puits, où l'eau s'élève par son propre effort comme dans le corps d'une pompe, jusqu'à la hauteur de vingt pieds environ. On ignore si ce puits est un ouvrage ancien, ou s'il ne date que du dernier rétablissement des bains.

Pendant l'hiver, les femmes de Gréoulx viennent laver leurs lessives, à l'endroit où l'eau minérale, alors non employée à l'usage des bains, s'échappe de sa source, pour se mêler au ruisseau qui avoisine; la chaleur qu'elle conserve encore alors, quelque vertu lexivielle peut-être qu'on lui suppose de plus qu'à l'eau ordinaire, lui font donner sans doute cette préférence.

Les collines de Gréoulx ne présentent à leurs surfaces, aucune trace de ce qu'on appèle les élémens volcaniques. On n'y apperçoit ni gypse ou sulfate de chaux, ni houille ou charbon de terre, ni pierre bitumineuse, ou soufre natif. En creusant la terre, on ne rencontre, ainsi que dans toute la vaste plaine de Valensolles, qu'un amas de cailloux roulés qui ont autrefois appartenu à la Durance, et qui n'ont été confusément entassés, que par le courant de la mer, à mesure qu'elle s'est retirée de ces contrées. Il faut se transporter au village de St. Jurs, à quatre lieues N. E. de Gréoulx, ou sur les montagnes de Manosque, à trois lieues N. O. de Gréoulx et sur la rive droite de la Durance, pour y découvrir du plâtre et de la houille. Dira-t-on que les eaux minérales de Gréoulx sont une branche égarée des eaux minérales de Digne ? Mais quel physicien pourra jamais croire qu'une eau thermale puisse parcourir un espace de douze à quinze lieues, en conservant toujours la même chaleur ? Il est bien plus raisonnable de croire avec Darluc, que l'eau de Gréoulx s'échauffe tout près de l'endroit où elle surgit. L'aspect des lieux confirme que la source vient d'un petit coteau qui est situé au N. O., et dont le sol est évidemment calcaire. C'est dans ce coteau où la nature travaille à ses opérations chimiques, et où les Nymphes Grizeliennes échauffent continuellement leurs chaudières, sans avoir besoin des feux de Vulcain (1).

---

(1) Une ancienne inscription, en vieux caractères romains, portant : *Nymphis XI Grizelicis*, fut trouvée aux bains de Gréoulx, et copiée par M. de Peiresc. Il parait que c'était une dédicace aux Nymphes qui présidaient aux eaux minérales. Le

Si l'on pensait comme quelques naturalistes, que les coteaux de Gréoulx tirant au nord jusqu'à la Durance, ont la même conformité que les coteaux de Manosque,

---

caractère XI semble désigner le nombre des différentes sources qui coulaient dans les bains. Pourrait-on croire que le nombre XI n'est relatif qu'à onze Vestales qui desservaient le temple d'Hygia, par la même raison qu'il y avait onze autels au temple de Diane, qui est vis-à-vis la Nymphée de la fameuse fontaine de Nîmes ? C'est aux antiquaires à prononcer.... Sur un fragment d'une pierre qu'on trouva dans les décombres des bains, on lisait :

BALNEA VI
CORPORA SA

Ce qui doit être, comme le dit le docteur Esparron, le commencement des deux vers latins que les anciens avaient coutume de mettre au frontispice des bains les plus renommés, et qui étaient ainsi conçus :

Balnea, vina, Venus, corrumpunt corpora sana.
Corpora sana dabunt balnea, vina, Venus.

où l'on voit des sources bitumineuses et sulfureuses, on pourrait toujours dire pourquoi ces dernières sources sont constamment froides, tandis que celles de Gréoulx sont toujours chaudes? Pourquoi l'analyse démontre dans les unes et dans les autres, des principes tout différens? Il faudrait supposer que dans un de ces grands bouleversemens dont il existe des traces si multipliées sur notre globe, les coteaux de Gréoulx ont été disloqués des coteaux de Manosque, et que c'est à une très-grande profondeur, que gissent les principes minéralisateurs. Cette supposition est erronée, et rien ne peut la confirmer. Au reste, ne pénétrons pas plus avant que de raison dans les mystères que la nature veut nous dérober. Nous ignorons encore la structure du monde astronomique, malgré les feux brillans qui l'éclairent; et nous voudrions pouvoir lire dans les entrailles de la terre, l'histoire cachée des plus incompréhensibles évènemens!....

ANALYSE CHIMIQUE DE L'EAU MINÉRALE DE GRÉOULX.

C'est à la source même que nous avons fait et répété diverses fois nos expériences.

Celles qui suivent ont été faites pendant le mois de septembre, époque où les bains de Gréoulx sont le plus fréquentés.

Caractères physiques de l'eau minérale.

L'eau de Gréoulx est claire, limpide et sans couleur ; reçue dans un vase transparent, elle offre quelques petites bulles, qui, s'élançant du fond du vase, viennent crêver à la surface du liquide : celui-ci présente le même phénomène à l'endroit d'où il sort ; dans ce dernier cas cependant, l'existence de ces bulles est plus sensible, et si on examine attentivement l'eau minérale, on y apperçoit de tems en tems quelques bulles beaucoup plus volumineuses, dont le dégagement détermine une agitation bien marquée à sa surface.

C'est en vain que nous avons cherché à obtenir quelques-unes de ces bulles à l'aide d'une cloche ; leur dégagement de l'eau minérale sur des points indéterminés de celle-ci s'y est constamment opposé.

L'eau exhale une odeur bien marquée, qui se manifeste lorsqu'on est près de la source ; cette odeur, que diverses personnes désignent à Gréoulx sous le nom d'odeur de soufre, fait de suite reconnaître au chimiste l'existence du gaz hydrogène sulfuré, gaz de la présence duquel il n'est plus permis de douter en connaissant quelques-uns des effets chimiques qu'on voit naître dans les lieux que l'eau entoure ; le cuivre et l'argent y perdent leur brillant métallique et brunissent. L'action de ce gaz n'est point inconnue aux personnes qui habitent le local des bains; aussi ont-elles soin de garantir, autant que possible, du contact de l'air, l'argenterie de leur table qu'elles voient sans-cesse se colorer et brunir lorsque la même précaution n'est pas mise en usage. C'est ainsi encore qu'il arrive que des montres retardent et s'arrêtent même quelque fois lorsqu'elles sont exposées à l'action de ce gaz. Par la même raison, une femme qui ferait usage d'un fard métallique, serait exposée à voir sa figure noircir du moment qu'elle approcherait de la source sulfureuse, ou qu'elle entrerait dans le bain (1).

L'eau minérale offre aussi un goût qui y décèle, ainsi que l'odeur, la présence du gaz hydrogène sulfuré. Ce goût, au reste, est peu prononcé, et s'il inspire à

(1) On conçoit facilement la cause de ces phénomènes, par la formation des hydro-sulfures, auxquels donne lieu l'action du gaz hydrogène sulfuré sur le cuivre qui compose les roues des montres, et sur les substances saturnines qui entrent dans la composition ordinaire du fard.

quelques personnes qui boivent de l'eau minérale de l'aversion pour celle-ci, on doit plutôt en attribuer la cause à l'action qu'exerce sur le sens de l'odorat, le gaz hydrogène sulfuré qui entoure la source de l'eau minérale ; qu'à celle qu'exerce le même gaz sur l'organe du goût.

L'odeur et la saveur désignées, disparaissent facilement par le contact de l'air. Il suffit d'exposer l'eau à l'action de celui-ci, pendant une heure, pour qu'elle perde l'odeur et la saveur qui la caractérisent à son issue de la source. Ainsi privée de l'hydrogène sulfuré qu'elle contenait, l'eau ne présente plus qu'un goût salé, mêlé d'astriction : cette saveur salée est bien reconnue aux bains de Gréoulx, où nous avons vu quelques personnes préparer leur potage avec de l'eau minérale, sans y ajouter du muriate de soude, sel constamment employé dans nos pays, pour corriger la fadeur des alimens.

Nous devons ajouter ici, qu'à quelques pas de la source de l'eau minérale, sourd un filet de celle-ci, qui rêvet les pierres qu'elle mouille, de petits cristaux que la saveur seule fait reconnaître pour du muriate de soude.

L'astriction que l'eau de Gréoulx offre encore, lorsqu'on examine sa saveur, est bien sensible ; elle fut indiquée, il y a plusieurs années, par le docteur Esparron qui, parlant de cette eau minérale, s'exprime ainsi : « Elle imprime aux dents une » espèce d'âpreté et de stipticité sembla- » ble à celle que procure le vitriol bleu » quand on en touche les apthes de la » bouche, et y laisse une fraîcheur agréable » qui dure même assez de tems. » (1)

Diverses personnes que nous avons consultées sur cette saveur de l'eau minérale, y ont reconnu celle indiquée ci-dessus.

---

(1) Ce fut d'après cette propriété physique qu'il admit l'existence du fer dans l'eau de Gréoulx. Nous verrons dans la suite que cette saveur ne peut être due qu'à l'acide carbonique libre que contient l'eau minérale.

Cette eau est, comme nous l'avons dit, limpide et transparente ; sa transparence ne disparaît point lorsqu'on la garde dans des bouteilles bien fermées. Nous en avons conservé pendant plusieurs mois sans qu'elle ait éprouvé d'altération sensible. Nous ne voulons point, au reste, en désignant l'inaltérabilité apparente de l'eau minérale, parler de l'odeur qu'elle exhale ; cette odeur s'affaiblit dans le cas cité, et devient même nulle lorsque l'eau a été transportée loin de la source, ou que des vases la recèlent depuis long-tems. Quoique l'eau ainsi conservée, n'éprouve pas d'altération bien marquée, nous devons pourtant indiquer ici l'existence de quelques atomes d'un corps floconeux qu'elle laisse déposer au fond des vases qui la renferment. Les petits corps dont nous voulons parler sont filamenteux et très-onctueux au toucher. Ils appartiennent évidemment aux substances organiques. L'acide sulfurique dégage du gaz hydrogène sulfuré de ces flocons, et y occassionne une légère effervescence. Ce dernier phénomène est dû au carbonate de chaux entraîné par ces flocons. On observe plutôt l'existence de ces petits filamens dans l'eau sur laquelle l'action de l'air atmosphérique s'est exercée. Dans ce dernier cas, la quantité de carbonate calcaire est plus sensible. Voici, à ce sujet, les faits que nous a fourni l'expérience.

Nous avons mis dans un vase à large ouverture, de l'eau minérale qui a été ensuite exposée au contact de l'air pendant quatre mois. Ayant examiné l'eau après ce tems, nous avons trouvé une pellicule saline à sa surface; l'examen du fond du liquide offrait aussi un dépôt de la même nature, que nous avons reconnu pour du carbonate de chaux. Ce carbonate calcaire que nous avons déjà indiqué, était mêlé avec les petits filamens dont il a été question. L'acide sulfurique en dégageait aussi du gaz hydrogène sulfuré.

C'est sans doute à la présence de ces petits corps filamenteux, dont la propriété savoneuse tactile a été désignée, qu'est dûe l'onctuosité qu'offre l'eau minérale, et qu'on distingue quand on boit celle-ci à son issue de la source, ou lorsqu'on en fait usage pour des bains.

L'existence de ces petits filamens, au reste, que l'eau dépose, est, comme nous l'avons déjà observé, peu sensible. Ce n'en est point de même dans les bains qui avoisinent la source ; ici des flocons nombreux en couvrent le sol qu'ils rendent très-glissant. Les parois des conduits qui y dirigent l'eau minérale, en sont aussi tapissées.

La température de l'eau de Gréoulx ne varie jamais bien sensiblement. Cette eau est constamment chaude ; le thermomètre Réaumurien s'y élève jusqu'à 32 degrés ; aussi voit-on des nuages rendus plus ou moins sensibles par le contact de l'air, entourer la source, et donner naissance, en se condensant sur les parois de la voûte qui la récèlent, à ces goutes d'eau qui en tombent de tems en tems. Sa pesanteur, comparée à celle de l'eau distillée, ne s'éloigne point d'une manière tranchée de celle qui appartient à cette dernière. L'aréomètre de

Baumé ne s'y enfonce qu'un peu au-dessous de zéro.

Caractères Chimiques.

Pour énoncer les divers phénomènes qu'offre l'examen des caractères chimiques de l'eau minérale, nous examinerons ceux que l'eau présente lorsqu'on la traite avec des réactifs à son issue de la source, et nous indiquerons en même-tems de quelle manière elle se comporte avec ces réactifs, lorsqu'elle a été privée de l'hydrogène sulfuré par le contact de l'air.

Il est, nous croyons, nécessaire d'examiner l'eau sous ces deux états, afin de pouvoir apprécier d'une manière exacte la cause des phénomènes compliqués que détermine la présence du gaz hydrogène sulfuré dans l'emploi de quelques substances réactives.

Voici les propriétés chimiques que présente l'eau minérale : à son issue de la source, elle rougit bien sensiblement la teinture de tournesol. Si l'eau a éprouvé le contact de l'air pendant quelques jours, le même effet paraît d'abord ne plus avoir lieu ; cependant, lorsque la teinture bleue est étendue de beaucoup d'eau minérale, celle-ci la fait encore tourner au rouge. Traitée avec l'acide acétique, l'eau n'éprouve pas d'effet bien marqué ; sa transparence n'est point troublée.

L'acide sulfurique paraît produire une légère effervescence, et donne vingt-quatre heures après, quelques atomes d'un précipité blanc, que ses propriétés chimiques font reconnaître pour du sulfate de chaux.

L'acide muriatique oxigéné détruit tout-à-coup l'odeur que l'eau exhale. Cette dernière n'éprouve, pendant l'action de cette substance oxyphore, aucun changement bien sensible dans la transparence qu'elle affecte.

L'acide gallique ne produit aucun effet qui puisse faire soupçonner l'existence du fer que quelques-uns ont admis. Disons-en autant du prussiate calcaire, dont les effets sur l'eau minérale ne permettent point d'admettre du fer dans cette dernière.

L'eau de chaux fait disparaître promptement l'odeur de l'eau minérale; elle en trouble la transparence et détermine la formation d'un précipité abondant. Ce précipité qui affecte une couleur grisâtre, n'offre pas de saveur bien prononcée. Attaqué par l'acide muriatique, celui-ci le dissout avec effervescence et donne une dissolution dans laquelle les réactifs décèlent l'existence de la chaux et de la magnésie.

L'ammoniaque fournit encore un précipité dont les propriétés se rapprochent de celui donné par l'eau de chaux. Mis en contact avec l'acide muriatique, il s'y dissout avec effervescence. Diverses expériences prouvent qu'il est composé de carbonate calcaire et d'un peu de magnésie.

Ajoutons ici que ce précipité est moins abondant que celui fourni par le réactif précédent (1).

---

(1) On conçoit facilement la cause de la diffé-

La potasse louchit l'eau minérale et produit un précipité insoluble dans l'excès de l'alcali ajouté, et que l'acide muriatique attaque aussi avec effervescence.

Le muriate barytique fournit un précipité d'un blanc jaunâtre, que ses propriétés chimiques, et entr'autres son insolubilité

---

rence qu'offrent dans leurs quantités, les précipités que l'eau de chaux et l'ammoniaque séparent de l'eau minérale. Si on ajoute à celle-ci de l'eau de chaux, elle dépose du carbonate calcaire dont la masse se compose d'une partie de ce sel déjà existant dans l'eau, et d'une autre partie formée par l'action de l'acide carbonique libre sur l'eau de chaux employée comme réactif. On ne trouve point les mêmes effets dans l'ammoniaque qui, agissant sur l'acide carbonique libre, donne naissance à un sel dont la dissolubilité diminue la masse du carbonate calcaire, obtenue dans le cas précédent.

Observons ici que le carbonate de chaux déposé spontanément par l'eau minérale, lorsque celle-ci est exposée pendant quelque tems à l'action de l'air, reconnait pour cause la soustraction de l'acide carbonique libre, opérée par le fluide aérien.

dans l'acide nitrique, font reconnaître pour du sulfate de baryte.

L'oxalate ammoniacal forme dans l'eau des stries bien prononcées. Le précipité d'oxalate calcaire, à la formation duquel il donne lieu, est blanc et abondant. Telle est encore l'action du phosphate de soude. Ce dernier trouble promptement l'eau et occasione un précipité blanc.

Le nitrate d'argent agit d'une manière très-active ; il détruit promptement l'odeur de l'eau, la trouble et produit un précipité lourd, caséiforme et d'une couleur brunâtre.

L'acétate de plomb fournit également un précipité brun. Si l'action du même réactif s'exerce sur l'eau privée d'hydrogène sulfuré, le précipité qu'on obtient est blanc. Lorsqu'on l'examine sous ce dernier état, on trouve qu'il fait effervescence avec l'acide acétique dans lequel la plus grande partie de sa masse se dissout. Soumis à diverses autres expériences, celles-ci y décèlent l'existence des sulfate, muriate et carbonate de plomb.

Le nitrate de mercure trouble fortement l'eau minérale ; il fournit, si celle-ci est privée d'hydrogène sulfuré, un précipité dans lequel on trouve du sulfate et muriate à base du même métal. Ce précipité est coloré par du soufre, si l'action du réactif s'exerce sur l'eau puisée depuis peu d'instans (1).

(1) La quantité de soufre entraînée par ce réactif, est trop peu sensible pour être évaluée. On ne peut pas non plus l'apprécier d'après l'action de l'acide muriatique oxigéné, puisque celui-ci ne produit pas sur l'eau d'effet bien marqué. Il est donc impossible de déterminer, d'après le poids de ce soufre, la quantité d'hydrogène sulfuré contenue dans un volume donné d'eau minérale : d'ailleurs, nous observerons à ce sujet, que le gaz hydrogène sulfuré recevant des proportions très-variées dans les principes qui le constituent, ne doit point offrir des proportions constantes, lorsque la nature le dissout dans les eaux minérales.

Ne pourrait-on pas, en effet, regarder le gaz hydrogène sulfuré existant dans l'eau de Gréoulx, comme du gaz hydrogène peu sulfuré ?

En rappelant maintenant les divers faits que fournit l'examen physico-chimique de l'eau minérale, on trouve que celle-ci contient :

1°. Du gaz hydrogène sulfuré décélé par l'odeur que l'eau minérale exhale et par l'action qu'exercent sur cette dernière l'acétate de plomb et les nitrates d'argent et de mercure ;

2°. De l'acide carbonique reconnu par la teinture de tournesol, et par le carbonate calcaire dont l'eau de chaux détermine la formation (1) ;

Ce qui semble prouver que le gaz dont nous parlons, contient peu de soufre, c'est que l'eau minérale exhale une odeur bien marquée, quoique l'acide muriatique oxigéné n'en précipite pas de soufre d'une manière sensible.

(1) La couleur rouge qu'acquiert la teinture de tournesol, peut aussi être attribuée au gaz hydrogène sulfuré ; mais on doit observer qu'elle peut également reconnaitre pour cause l'existence de l'acide carbonique libre, puisque l'eau minérale rougit la teinture bleue, lorsquelle a été privée de l'hydrogène sulfuré par le contact de l'air.

3°. De l'acide sulfurique dont l'existence est rendue sensible par le muriate barytique, l'acétate de plomb et les nitrates d'argent et de mercure ;

4°. De l'acide muriatique dont la présence est encore prouvée par l'acétate de plomb, ainsi que par le mercure et l'argent nitratés ;

5°. De la magnésie, que l'eau de chaux et l'ammoniaque précipitent ;

6°. De la chaux que nous annoncent l'acide sulfurique, l'oxalate ammoniacal et le phosphate de soude.

L'eau minérale contient donc des sulfates, des muriates et des carbonates, à base de chaux et de magnésie, dont l'ordre qu'ils suivent dans leurs combinaisons reste à déterminer. Observons, d'ailleurs, que l'eau minérale contient du carbonate calcaire et du muriate de soude, sels dont l'existence est démontrée par ce qui a été dit jusqu'à présent (1).

---

(1) Le gaz hydrogène sulfuré contenu dans l'eau, et que celle-ci laisse sans cesse exhaler, produit

ACTION

ACTION DU CALORIQUE SUR L'EAU.

Analyse du produit fourni par l'évaporation.

Les phénomènes que présente l'examen

---

des effets chimiques qui ne doivent point être passés sous silence. Nous voulons parler des incrustations jaunâtres qu'on trouve sur les parois de la voûte qui recèle la source de l'eau minérale. Ces incrustations qui sont très-nombreuses, offrent à leur surface, de petits cristaux salins parmi lesquels se trouve du sulfate calcaire. Elles sont d'une acidité bien prononcée, altérent fortement le linge et rougissent le drap coloré en noir. Nous n'énoncerons point ici les propriétés chimiques de ces incrustations, dont l'existence sur les murs qui avoisinent les eaux sulfureuses, a fixé, il y a longtems, l'observation de quelques chimistes. Nous dirons seulement qu'elles contiennent quelques atomes de soufre, et qu'elles doivent leur acidité à du sulfate acidule d'alumine, sel de la formation duquel, l'auteur célèbre de l'analyse des eaux minérales d'Enghien, a le premier donné l'explication.

Quant au soufre dont on observe l'existence sur quelques-unes des incrustations qui avoisinent les bains de Gréoulx, provient-il de la décompo-

physique de l'eau minérale, nous ont porté à examiner aussi ceux qu'elle offre, lorsqu'à son issue de la source, on la soumet à l'action du calorique. Voici en peu de mots, de quelle manière celui-ci agit sur l'eau.

Dès que l'action du calorique sur l'eau minérale se manifeste, il se dégage d'abord des bulles qui troublent l'eau de chaux à travers laquelle on les fait passer (1);

---

sition du gaz hydrogène sulfuré par le contact de l'air? Ne pourrait-on pas admettre que le gaz hydrogène sulfuré est condensé par le carbonate de chaux que la voûte offre à sa surface, et qu'il se forme ainsi des hydro-sulfures qui déposent du soufre, en passant à l'état de sulfure hydrogéné par l'action de l'air et de l'eau?

Il est vraisemblable que ce phénomène a lieu par le laps du tems, et que la présence de l'eau qui humecte continuellement la voûte, en facilite l'existence.

(1) Pour déterminer la quantité d'acide carbonique libre, nous avons eu recours à l'eau de chaux. Celle-ci, mêlée avec un poids déterminé d'eau minérale, nous a fourni du carbonate

l'odeur de l'hydrogène sulfuré s'affaiblit et disparaît même bientôt. Il se forme ensuite une légère pellicule à la surface du liquide, et celui-ci dépose, à fur et mesure qu'il se réduit en vapeurs, quelques-uns des petits flocons filamenteux, dont nous avons indiqué ailleurs l'existence dans l'eau minérale (1) ; évaporée jusqu'aux trois quarts

---

calcaire, dont la masse a été isolée par le calcul de celle appartenant au même sel existant tout formé dans l'eau. En déterminant, d'après les proportions du carbonate de chaux données par Bergman, la quantité d'acide carbonique libre que nous avons obtenu, nous trouvons qu'il existe dans deux livres d'eau minérale, 16 pouces cubes d'acide carbonique, celui-ci pesant 0 gr., 695 le pouce cube.

(1) Aux propriétés physiques déjà désignées qu'affecte cette substance floconeuse, on doit joindre celles qui suivent : elle exhale de gaz hydrogène sulfuré lorsqu'on la met en contact avec l'acide sulfurique, effet qui n'a point lieu lorsque cet acide agit sur des flocons bien lavés ; ceux-ci traités avec l'eau ne s'y dissolvent pas. Cette dissolution est pourtant opérée par la nature,

de sa masse, l'eau minérale laisse sur les parois du vase évaporatoire, une trace blanchâtre bien marquée, dont on observe, au reste, l'existence au commencement de l'évaporation, mais d'une manière moins sensible. La substance qui y donne lieu est légèrement salée, et l'analyse y démontre

---

puisque l'eau minérale, très-limpide à la source, dépose ces petits flocons filamenteux, lorsqu'elle éprouve l'action du calorique et celle du fluide aérien. Ils donnent de l'ammoniaque, d'après Darluc, lorsqu'on les traite à la cornue, et fournissent un charbon dans lequel on trouve du fer. C'est cette substance floconeuse que cet auteur avait désignée sous le nom de bitume. Quoique nous ayions dit ailleurs que cette substance offrait un aspect blanchâtre, nous observerons néanmoins, que les flocons qui la constituent deviennent noirs lorsqu'ils éprouvent pendant quelque tems le contact du sol argilleux sur lequel coule l'eau minérale.

Cette coloration des flocons que déposent beaucoup d'eaux sulfureuses, ne dépend, comme l'a observé le célèbre Fourcroy, que de l'action du fer contenu dans l'alumine, sur l'hydrogène sulfuré condensé dans ces flocons.

du carbonate de chaux, mêlée de quelques atomes de muriate de soude. Si à cette époque, on examine l'eau minérale, celle-ci n'a plus la saveur qu'elle offrait avant l'évaporation ; son goût salé est devenu plus prononcé ; l'astriction qu'on y trouvait n'existe plus. Ainsi rapprochée, l'eau dépose par l'action continuée du calorique de petits cristaux salins sur les parois du vase, cristaux que leur saveur seule fait reconnaître pour du muriate de soude.

Enfin, par l'entière évaporation du liquide, celui-ci fournit un produit blanchâtre, d'un goût salé et dont la propriété hygrométrique devient très-sensible lorsqu'il éprouve pendant quelques jours l'action de l'air.

Ce n'est point de ce produit obtenu à la source même et dont on a négligé de connaître la quantité, que nous pouvons désigner la nature chimique ; celui que nous allons analyser, a été obtenu à Marseille, où nous avons fait transporter de l'eau minérale.

Il est inutile de décrire les phénomènes que l'eau présente dans ce dernier cas, lorsqu'on la soumet à l'action de la chaleur. Ajoutons seulement que l'eau a été privée avant l'évaporation, de la petite quantité d'hydrogène sulfuré qu'elle contenait. Un produit de six gros et trente-cinq grains, a été le résultat de l'évaporation de vingt-quatre livres d'eau minérale. Nous avons indiqué quelques-unes des propriétés qu'affecte ce produit; voyons maintenant celles qu'il offre lorsqu'on le soumet à l'action successive de l'alcool, de l'eau distillée froide et chaude, et qu'on le traite avec l'acide muriatique.

Ce produit n'est pas attaqué bien sensiblement par l'alcool; trois onces de celui-ci très-rectifié et employé en deux fois, lui enlèvent pourtant vingt-cinq grains de sa masse. Le liquide alcoolique qui sert à cette expérience, séparé du produit par la filtration, conserve encore lorsqu'il est filtré, son état incolore. Soumis à l'action du calorique, il dépose pendant l'évaporation, quelques petits cristaux, pesant environ quatre grains, cristaux que leur saveur et l'emploi des réactifs font reconnaître pour du muriate de soude. Si on volatilise en entier la liqueur alcoolique, on obtient un produit salin, dont la dissolution dans l'eau, présente les propriétés suivantes : elle est incolore ; l'eau de chaux la trouble et en précipite de la magnésie ; le nitrate d'argent s'y muriatise. L'expérience prouve encore qu'outre le muriate de magnésie reconnu par ces deux réactifs, la liqueur aqueuse contient quelques atomes de sulfate de chaux dont la présence est décélée par l'oxalate ammoniacal et le muriate de baryte.

Le produit inattaquable par l'alcool, se dissout presqu'en entier dans huit fois son poids d'eau distillée froide. Celle-ci, ensuite filtrée, est transparente, incolore et d'un goût salé très-prononcé. Traitée avec l'eau de chaux, cette dernière ne la louchit pas ; le nitrate d'argent y occasionne promptement la formation d'un précipité lourd et abondant. L'oxalate ammoniacal et le muriate de baryte la troublent légèrement. Elle fournit par l'évaporation de petits cristaux de muriate de soude, parmi lesquels se trouve une quantité peu appréciable de sulfate calcaire.

Ainsi traité par l'alcool et l'eau distillée froide, le produit n'offre plus qu'un gros et treize grains de masse, dans laquelle on trouve des filamens que recouvre une substance pulvérulente et blanchâtre. Les filamens qu'on isole de cette dernière, à l'aide de diverses lotions faites avec l'eau distillée froide, pèsent huit grains. L'eau qui sert à cette expérience, tient en division le corps pulvérulent désigné, auquel est dû l'aspect louche que l'eau présente alors. Soumise à l'évaporation, elle fournit un produit pesant un gros. Ce dernier, traité avec l'eau distillée bouillante, perd 20 grains de sulfate calcaire, sel dont l'existence dans la dissolution nous est démontrée par l'oxalate ammoniacal et le muriate de baryte qui y forment des précipités. Enfin, ce que l'eau distillée bouillante ne peut dissoudre, se dissout en entier et avec effervescence dans l'acide muriatique. L'examen de cette dissolution n'offre que du muriate de chaux, ce qui nous prouve que la substance traitée avec l'acide muriatique, n'est que du carbonate calcaire.

Il résulte de ces diverses expériences que vingt-quatre livres d'eau minérale contiennent :

Gaz hydrogène sulfuré, quantité inapréciable.
Acide carbonique 192 pouces cubes.

Muriate de soude	5 gros	3 grains.
Muriate de magnésie		21
Sulfate calcaire		20
Carbonate de chaux		36
Matière floconeuse		8
Perte		7
Total	6 gros	35 grains.

TABLEAU

DES DIFFÉRENTES MALADIES QUI ONT ÉTÉ GUÉRIES OU QUI PEUVENT L'ÊTRE PAR L'USAGE DES EAUX DE GRÉOULX, D'APRÈS LES PRINCIPES MINÉRALISATEURS, QUE L'ANALYSE CHIMIQUE Y DÉCOUVRE.

Il ne sera pas inutile de faire précéder ce que nous allons dire des vertus des eaux de Gréoulx, de quelques réflexions nouvelles sur les maladies chroniques en général, et sur leur traitement en particulier. Elles peuvent être considérées comme les prologomènes de la partie médicale de notre mémoire actuel. Rappeler les ressources que l'art présente pour l'heureuse guérison de certaines maladies réputées jusqu'ici incurables par beaucoup de praticiens, c'est consoler l'humanité, en donnant quelques rayons de plus d'espérance aux malheureux. Qui ignore que c'est dans l'emploi des eaux minérales que la médecine trouve les remèdes les plus héroïques, surtout lorsqu'il s'agit de combattre des affections lentes et invétérées? Si les organes digestif et cutané, forment les deux systêmes régulateurs de l'économie; si du trouble de leurs fonctions naissent presque toutes les maladies, quel moyen plus victorieux pour les rétablir dans leur équilibre naturel, que l'usage de certaines eaux minérales? Les conseils d'Hippocrate pour la guérison de la folie par le moyen de l'ellébore, et les voyages qu'il ordonnait à l'île d'Antycire où croissait en abondance cette plante éminemment purgative, ont été regardés jusqu'à ce jour comme une de ces erreurs qu'un grand homme même n'est pas toujours exempt de payer à l'humanité. Cependant les recherches modernes sur le siège de la folie, prouvent que c'est aux viscères du bas-ventre, et non au cerveau qu'il faut en rapporter les causes organiques. Le docteur Prost vient de publier un ouvrage rempli de vues nouvelles (1), et qui a pour base l'autopsie d'une

(1) Coup-d'œil physiologique sur la folie.

infinité de maniaques ; il résulte de son travail qu'une bile viciée, que des mucosités, des engorgemens hépatiques, et surtout des vers intestinaux sont la principale cause du dérangement des facultés intellectuelles. On conçoit, d'après ces observations, qu'une nouvelle carrière est ouverte à la médecine pour le traitement des affections nerveuses qui troublent les facultés de l'esprit, et que désormais le remède le plus efficace, sera l'usage longtems continué des eaux minérales fondantes, secondées par tous les autres moyens que peuvent fournir la médecine, l'hygiène et la philosophie.

C'est avec juste raison qu'on a regardé jusqu'ici les maladies chroniques comme l'écueil de la médecine. Cependant la plupart ne deviennent incurables que parce que, dès le principe, on néglige de consulter les hommes de l'art. Les lumières de l'anatomie pathologique démontrent sans doute des lésions organiques, contre lesquelles tous les remèdes sont inutiles, lorsque la maladie est parvenue à sa dernière période, et surtout lorsqu'on procède à l'ouverture cadavérique; mais croit-on que dès l'invasion des symptomes, il n'eût pas été possible de changer l'état morbifique des organes ? Cette question ne peut être mise en doute, parce que tous les jours l'expérience dépose en sa faveur. A la suite d'avortemens prématurés et de fausses couches, il arrive souvent des engorgemens sanguins au foie et aux ovaires. Ces engorgemens abandonnés à la nature finissent par devenir chroniques et même squirreux; dans ce dernier état, ils donnent naissance à des hydropisies qui sont mortelles. Le sectateur de la médecine expectante s'arme de son scalpel, et procède à l'ouverture du cadavre. Il trouve une lésion organique du foie ou des ovaires, et il prononce dès-lors que la maladie était incurable; ce qui est très-vrai, d'après l'état actuel de la destruction des organes. Mais si dans le principe un médecin intelligent eût cherché à dégorger le foie ou les ovaires, par des sangsues appliquées au vagin et à l'anus, par des ventouses scarifiées, par des douches fondantes, par des linimens volatils, par des purgatifs fréquemment répétés, par la boisson et les bains d'eaux minérales naturelles ou artificielles, ne serait-il pas parvenu à faire cesser la pléthore qui a donné lieu à tous les accidens? Et d'après cela, point de squirre, point d'hydropisie et conséquemment point de mort. Un homme a une affection dartreuse ou psorique, il emploie fort imprudemment des répercussifs; son humeur se porte sur la poitrine; la toux qui survient bientôt, annonce une maladie commençante du poumon. Si l'homme de l'art qui est consulté néglige de s'informer de la cause qui a pu donner lieu à cette affection, et traite le malade par les béchiques et les pectoraux; le mal s'enracine, fait chaque jour des progrès, et une pthisie confirmée se déclare; enfin le malade meurt. On procède à l'autopsie cadavérique; on trouve des foyers purulens, des ulcères putrides qui ont détruit la substance du poumon ; et de suite voilà qu'on rapporte une nouvelle démonstration pathologique en faveur de l'incurabilité de la pthisie. Mais si lorsque la maladie s'est déclarée, le médecin en eût connu la cause, et qu'il eût employé les cautères, les vésicatoires, les eaux sulfureuses en boisson et en bains, les sudorifiques enfin pour rappeler à la peau l'humeur dartreuse ou psorique, qu'il aurait combattue ensuite par des remèdes appropriés, croit-on que le malade fût mort de pthisie, et qu'on eût trouvé ses poumons détruits par la purulence? Une jeune fille éprouve du chagrin, ou se mouille imprudemment dans l'eau froide, ses règles se suppriment, le sang se porte à la poitrine, y donne lieu à une pléthore locale, ensuite à un crachement de sang qui devient périodique, et qui ne tarde pas à produire une pthisie mortelle. Ici l'inspection cadavérique montre encore une destruction partielle ou presqu'entière du poumon. Dans cet état la malade a dû mourir, parce que son affection était au-dessus des ressources de la médecine. Mais, si par une méthode raisonnée, au lieu de combattre le crachement de sang et la toux par les vulnéraires et les juleps anodins, on eût rappelé les règles, le poumon serait-il devenu le siège d'une maladie mortelle ?.... Nous pourrions multiplier les exemples à l'infini, parce que chaque jour le médecin qui veut guérir et non simplement contempler les maladies dans la marche de leurs symptomes, en prévient beaucoup qui ne sont rien, traitées dans le principe, mais qui, négligées et abandonnées à la nature, donneront ensuite lieu à d'énormes lésions organiques et à une mort plus ou moins prochaine.

Nous sommes entièrement convaincus que les progrès actuels de l'anatomie pathologique ont beaucoup nui à la médecine guérissante, parce que l'habitude de voir sans cesse des destructions, éloigne l'idée de pouvoir les prévenir, et fait qu'on devient incrédule en médecine, à-peu-

près

près comme l'homme qui devient matérialiste en examinant des cadavres.

A Dieu ne plaise que nous voulions jeter de la défaveur sur les jeunes gens de mérite, qui, marchant aujourd'hui sur les traces de l'immortel Morgagni, recueillent des matériaux précieux pour la science ; mais lorsqu'ils s'en tiennent à la seule inspection cadavérique, et qu'ils négligent de combattre dès le principe une maladie, parce qu'ils savent qu'elle est incurable parvenue à sa dernière période, alors nous les comparons à ces aruspices sinistres qui, chez les Romains, ne présageaient que des malheurs d'après l'inspection des victimes......

Les maladies chroniques ne sont donc pas toutes incurables, si l'on a soin de les traiter lorsque les remèdes peuvent avoir encore quelqu'efficacité. Dans la plupart des autres maladies, il faut presque toujours agir localement; mais ici il faut suivre une marche inverse. C'est vers le point éloigné de leur siège qu'on établit un centre d'irritation qui détourne les humeurs de la partie affectée. De-là, la théorie des vésicatoires, des saignées, des sangsues, des purgatifs, des émétiques et de tous les autres moyens capables d'opérer une dérivation salutaire. C'est la méthode qu'ont toujours suivie les grands praticiens; mais guidés par le seul instinct médical, ils se sont contentés d'agir d'une manière utile, sans expliquer comment ils pouvaient réussir. Ainsi Dessault ayant remarqué que l'opération du trépan était presque toujours funeste à l'hôtel-dieu de Paris, l'abandonna entièrement pour lui substituer l'émétique fréquemment répété. D'abord, on ne conçoit pas, surtout si l'on ne connaît pas bien la théorie des fluxions, qui, d'après Hippocrate, constitue à elle seule toute la médecine, comment les vomitifs pouvaient prévenir les épanchemens au cerveau ou favoriser leur résorbtion. Mais, par l'irritation portée sur l'estomac, celle du cerveau était diminuée ou détruite; ce dernier organe cessait de recevoir un afflux de sang et d'humeurs, et la nature ne travaillait dès-lors à aucun épanchement. Dessault n'avait point raisonné sa méthode ; il agissait d'une manière empirique ; mais son génie lui avait fait découvrir une voie sûre de guérison, cela suffisait à ses malades, et n'ajoute pas moins de gloire à sa réputation. Reil, en Allemagne, rapporte plusieurs exemples de pthisies prévenues ou guéries par des doses répétées d'ipécacuanha. En portant un stimulus sur l'estomac, il diminuait celui du poumon, et il prévenait par-là les congestions sanguines et humorales qui, dans la pthisie, commencent toujours par engorger l'organe pulmonaire, avant d'en déterminer la suppuration. C'est d'après les mêmes principes, que Bosquillon a conservé une jeune personne qui avait perdu tous ses parens de la pthisie, en lui ordonnant de légères saignées fréquemment répétées ; et que j'ai vu le célèbre Alphonse Leroi guérir une glande ulcérée chez une femme qui s'était échappée des mains de l'opérateur, en employant les saignées du pied, les purgatifs fréquens, les vésicatoires, les linimens volatils, les emplâtres fondans et les eaux sulfureuses. Il est mille circonstances dans la vie où l'on peut entraver la marche de la nature, lorsqu'elle est encore au premier jet de certaines maladies. Le fameux adage, *principiis obsta*, est fondé sur l'expérience des siècles, et chaque jour en confirme la vérité. Le médecin, comme un général d'armée, ne doit point négliger les fausses attaques pour combattre ses ennemis; et si son génie ne lui fournit aucune ressource dans les momens critiques, il est bien à craindre que chaque jour un crêpe funèbre ne lui serve de manteau. Nous connaissons une femme qui, outre la charpente d'une pthisique, a eu en différens tems des douleurs de poitrine, une toux opiniâtre et des crachemens de sang : eh bien! nous sommes entièrement persuadés qu'elle n'a échappé à la maladie dont elle est menacée, que par les vomissemens journaliers auxquels elle se provoque, dans la fausse idée d'évacuer une saburre gastrique qui l'incommode. C'est la méthode de Reil qu'elle met en usage par un secret instinct sans doute qui nous porte à employer quelquefois les moyens les plus destructeurs en apparence, pour travailler plus sûrement à notre conservation.

D'après ce que nous venons de dire, on ne doit pas être étonné que Stoll, qui a fait un usage si fréquent de l'émétique, ait vu le délire chez un jeune homme, et le crachement de sang dans une infinité de pleurésies bilieuses, cesser subitement après l'administration d'un vomitif. L'irritation de l'estomac faisait cesser celle du poumon et du cerveau, et ces deux organes étaient débarrassés de leur pléthore sanguine ou humorale. Si l'on parvient à arrêter les pertes utérines, par l'emploi des vomitifs, des purgatifs, des vésicatoires, du moxa, n'est-ce pas en changeant le spasme fixé sur la matrice, et en faisant cesser, d'après le système de Bichat, par une irritation nouvelle, l'exaltation des forces vitales accumulées sur cet organe? C'est d'après les mêmes principes, que

Doulcet a obtenu tant de succès de l'emploi de l'ipécacuanha souvent renouvelé, dans le traitement de la fièvre puerpérale à l'hôtel-dieu de Paris ; et que dans les hôpitaux militaires de Nice, nous avons vu les vomitifs accélérer constamment la guérison des plaies. Tous les praticiens savent que dans les obstructions commençantes du bas-ventre, les émétiques réussissent très-bien ; et Portal dit qu'ils sont même spécifiques, administrés après les fièvres intermittentes, qui laissent des empâtemens aux viscères. Ils agissent alors non-seulement par les secousses qu'ils excitent, et qui doivent servir à dégorger les canaux obstrués, mais ils ne sont pas moins salutaires, par la dérivation des humeurs qui affluent toujours vers les parties malades. Ils connaissaient fort peu sans doute la théorie des fluxions, ces médecins que nous avons vu s'en tenir à la médecine expectante dans des hématémèses et des mélena aigus qui sont devenus proptement mortels. Comme dans ces divers cas, on ne pouvait soupçonner aucune lésion organique, et que l'ouverture cadavérique n'a montré aucune rupture des vaisseaux internes, ou d'anévrismes, mais une simple rougeur dans la membrane muqueuse des intestins, au lieu de donner comme ces expectans la tisane de cousoude, remède tout-à-fait insignifiant et inutile, il aurait fallu avoir recours aux vésicatoires, aux saignées, aux sangsues (1), aux sinapismes, au moxa, aux douches d'eau froide, aux scarifications même, et ces moyens auraient suffi pour sauver les malades, parce que l'exaltation ou la débilité des parties qui avaient donné lieu à l'hémorragie, auraient cessé par le centre nouveau d'irritation porté sur la surface du corps, et cela d'après les rapports sympathiques qui

(1) Dans les premiers jours du mois de frimaire an 13, l'évêque d'Orléans, l'ancien curé Bernier, de retour de Fontainebleau où il avait été voir le Pape, fut pris d'un vomissement de sang qui fit craindre pour sa vie; le médecin qui le soignait, lui fit appliquer beaucoup de sangsues à l'anus, et le malade fut bientôt guéri.

existent entre les membranes muqueuses et la périphèrie de la peau.

Baglivi, en proposant de créer dans certains cas, des maladies artificielles, pour faire disparaître les anciennes, connaissait tous les avantages de la méthode dérivatoire; et cette idée seule manifestée de son tems, annonce toute la profondeur de son génie.

La médecine expectante est donc meurtrière par son inertie dans les maladies chroniques invétérées; et c'est un service rendu à l'humanité, que d'en signaler les funestes résultats. Nous sommes loin de vouloir une médecine perturbatrice et délirante comme celle des charlatans; il vaut bien mieux une rivière douce et tranquille qui féconde les campagnes, que ces torrens dévastateurs qui en sont le fléau; mais un peu d'intelligence suffit pour raisonner la médecine agissante, et la soumettre à des règles fixes et invariables. Sans doute ce serait méconnaître les premiers principes de l'art, si dans des maladies éphémères, et qui sont bénignes, on allait agir comme dans celles qui tendent à une terminaison funeste. On abandonne à la nature tout ce qu'elle peut guérir sans secours. L'exemple d'Hippocrate, qui, réduit de son tems à un très-petit nombre de remèdes, a été obigé de se resserrer dans le cercle étroit de la médecine expectante, est devenu contagieux pour les jeunes gens surtout, qui n'ont vu en lui que le grand homme observateur et descripteur des maladies, et non le médecin guérisseur. L'histoire de ses épidémies est un véritable martyrologe; et le peu de victimes qui ont échappé ne doivent encore leur salut qu'à la nature et non à l'art, puisqu'Hippocrate est resté constamment dans l'inaction et tranquille observateur des phénomènes de la maladie. Le climat de la Grèce, dira-t-on, exigeait cette conduite de sa part; mais dans tous les pays du monde, on n'appèle jamais un médecin pour observer, mais toujours pour guérir. *Primè vivere, deinde philosophari.* Dans tous les siècles, les médecins qui ont eu le plus de réputation, ont tous été des praticiens très-agissans ; et c'est par les cures nombreuses qu'ils ont opérées, qu'ils se sont immortalisés dans l'exercice de leur art. Tels l'illustre Sydenham, Stoll, Cullen, Fothergill, Portal, Bosquillon, et tous les grands hommes qui, comme eux, ont rejeté la méthode expectante, parce qu'ils savaient que la médecine n'est point l'art d'observer les maladies, mais celui de les guérir...... (1)

D'après ces réflexions nouvelles applica-

---

(1) Nous déclarons ici que nous n'avons jamais eu l'intention d'insulter aux mânes du grand Hippocrate, cet homme divin, auquel l'antiquité éleva des autels, et dont elle consacra publiquement la mémoire. A l'exemple de Fouquet, de Montpellier, nous avons contracté dès notre enfance médicale, la louable habitude de saluer chaque jour, avec le plus profond respect, après la lecture de ses aphorismes, le buste de l'immortel vieillard de Cos. Et cet acte journalier d'un culte religieux peu commun, prouve que nous ne sommes point devenus infidèles à sa doctrine. Mais il y a aujourd'hui tant de disciples légers d'un maitre si profond, que nous avons

bles aux heureux triomphes que l'art peut obtenir sur la nature, un médecin ne doit jamais désespérer de la guérison de certaines maladies lentes qui se montrent les plus rebelles. Outre les remèdes connus et appropriés à leurs différentes stases, il doit avoir recours en dernière analyse aux eaux minérales salines et sulfureuses; les effets qu'elles produisent sont étonnans, surtout lorsquelles sont administrées avec intelligence et continuité. Mille observations particulières constatent depuis des siècles leurs vertus; et le tableau seul des différentes maladies où elles conviennent, suffit pour

---

cru, pour le bien de l'humanité et les progrès de la science, devoir signaler avec courage les erreurs d'un grand homme, sans prétendre toutefois vouloir diminuer en aucune manière le nombre de ses fidèles adorateurs. . . . . . Au reste, pour de plus grands éclaircissemens sur notre foi hippocratique, voyez nos *Nouveaux élémens de Médecine-pratique*, 2 vol. in-8°., an 13 - 1805, à Paris, chez Déterville, et à Marseille, chez J. Mossy, à la Canebière.

les rendre d'un usage général dans le traitement si long et si difficile des maladies chroniques. Le médecin qui les ordonne en pareil cas, établit presque toujours sa renommée sur de brillans succès.

CLASSE PREMIÈRE.

AFFECTIONS DU SYSTÊME PULMONAIRE.

Asthme.

Beaucoup de causes peuvent donner lieu à cette maladie; les plus fréquentes sont la répercussion d'une humeur cutanée, le dérangement dans le flux hemorroïdal et menstruel, la rétrocession de la goute, les glaires et les mucosités arrêtées dans les conduits aériens du poumon par atonie catarrhale, un engorgement lymphatique dans les vaisseaux pulmonaires. L'énumération de ces différentes causes suffit pour nous faire voir de quelle utilité les eaux de Gréoulx, prises en boisson ou en bains, peuvent être pour les combattre toutes avec succès.

Pthisie.

Parmi les fléaux qui ravagent l'espèce humaine, il n'y en a pas de plus terrible que la pthisie. Cette maladie enlève, au rapport de Sydenham, un septième des hommes qui périssent annuellement. Dans le midi, elle est très-commune, sur-tout parmi les habitans de la campagne. Outre les vicissitudes de l'atmosphère, on doit encore ranger parmi les causes prédisposantes de cette maladie, les liqueurs spiritueuses, le vin, les alimens épicés, l'ail et l'oignon dont le peuple abuse. Une nourriture aussi stimulante ne peut qu'enflammer le poumon, dès qu'il existera dans cet organe le plus petit symptôme de diathèse tuberculeuse. Mais dans les villes, la pthisie est produite le plus fréquemment par des métastases laiteuses, cutanées et utérines, par une constitution écrouelleuse et catarrhale, par des vices vénérien et scorbutique dégénérés. C'est dans ces circonstances, surtout au commencement de la maladie, que l'on peut avoir recours avec avantage aux eaux de Gréoulx (1). Mais lorsque la maladie est avancée ou qu'elle dépend d'une irritation locale, produite par un engorgement sanguin, les eaux sulfureuses comme stimulantes sont très-nuisibles. Il faut alors employer les saignées, les sangsues, les vésicatoires, le moxa même, et prescrire un régime débilitant. L'hémoptise qui précède pour l'ordinaire l'invasion de cette maladie, doit nous la faire distinguer de toute autre espèce, où les toniques et les fondans sont indiqués.

---

(1) Baumes et Portal conseillent l'usage des eaux minérales sulfureuses dans la pthisie. Voyez leurs ouvrages, intitulés : *Pthisie pulmonaire*, t. 1, p. 362 ; et t. 2, p. 136, 246 et 325. *Observations sur la nature et le traitement de la Pthisie pulmonaire*, p. 161, 165, 175, 284, etc.

CLASSE SECONDE.

AFFECTIONS DU SYSTÊME DIGESTIF.

Dégoût.

Rien de plus commun que le dégoût et l'inapétence qui dépendent de l'atonie des forces gastriques. Comme l'estomac est le régulateur de la machine animale, toutes les autres fonctions languissent, dès que cet organe éprouvé la moindre altération. La faiblesse de la membrane muqueuse qui le revêt, engendre alors des glaires qui troublent et vicient la digestion. Les eaux de Gréoulx réussissent toujours dans ce cas, comme toniques, à raison de l'acide carbonique qu'elles contiennent.

Nous avons souvent observé que la diarrhée, que beaucoup de praticiens prennent pour un relâchement ou irritation du canal intestinal, n'est le plus souvent qu'un symptôme dépendant de la faiblesse de l'estomac ; et nous l'avons toujours guérie en administrant des toniques capables de ranimer les forces digestives. Il y a environ deux ans que nous fûmes consultés pour une jeune femme d'environ vingt-cinq ans, qui, après les suites de sa première couche, était tombée dans le marasme le plus complet. Son visage, ses mains et ses pieds étaient déjà infiltrés. Une diarrhée continuelle l'affaiblissait de jour en jour. Après l'avoir bien examinée, nous crûmes que l'estomac était l'organe le plus sensiblement affecté, et qu'en portant nos soins sur ce viscère, nous pouvions encore triompher de la maladie. En effet, nous ordonnâmes des pilules toniques composées avec quelques grains de kina, de la canelle, de la limaille de fer, un demi-grain d'opium aqueux, et un extrait amer. De tems en tems, quelques cuillerées d'un bon vin vieux; pour tisane habituelle, l'eau minérale

minérale de la vallée de Pusclu, et dans moins de quinze jours, la malade fût complettement rétablie. Par la même méthode, nous retirâmes aussi des bras de la mort, un homme âgé de plus de cinquante ans, et qui depuis longues années avait une diarrhée colliquative. Un très-grand nombre d'enfans après leur sevrage, lorsqu'ils digèrent mal, sont épuisés par une diarrhée abondante, et dépérissent à vue d'œil. Les diarrhées qui accompagnent presque toujours les convalescences, sont aussi dépendantes de la faiblesse de l'estomac; c'est pourquoi on les guérit par les boissons froides et les pilules toniques. C'est faute de remonter à l'étiologie de la maladie, que souvent on ne prescrit pas en pareil cas, les remèdes convenables.

Douleurs d'estomac.

Il est rare que les vomissemens n'accompagnent pas la cardialgie. Sans compter les vapeurs hystériques, au nombre des causes qui donnent lieu à la crampe d'estomac ; on sait que le reflux d'une bile âcre et dégénérée produit quelquefois tous les accidens. Les eaux minérales acidules, prises en boisson, remontent les forces digestives, changent les qualités viciées de la bile, et lui donnent un libre cours, parce qu'elles agissent principalement sur l'organe hépatique.

Chlorose ou pâles couleurs.

Cette affection est encore dépendante de la faiblesse de l'estomac. Les digestions étant viciées, la nutrition, loin de porter dans les canaux circulatoires, des fluides vivificateurs, y charrie des fermens hétérogènes et non assimilés. Tout le systême sanguin languit ; le systême lymphatique prédomine ; de-là, la décoloration qui en est la suite. L'inertie de l'estomac amène l'inertie de la matrice ; c'est pourquoi les femmes, les jeunes filles sur-tout, éprouvent cette affection à l'époque de la puberté.

Elle peut simuler toute sorte de maladies ; mais le praticien qui ne s'en laisse point imposer par des symptômes, ne tend dans ce cas, qu'à un but, celui de rétablir les fonctions de l'organe gastrique; et s'il y parvient, l'organe utérin en éprouve la première influence. Le flux menstruel qui survient bientôt après, annonce l'entier rétablissement de la santé. Les eaux de Gréoulx ont souvent opéré, en pareil cas, des merveilles.

L'amenorrhée ou la suppression des règles, est une maladie très-commune chez les jeunes personnes du sexe. Lorsqu'elle n'est que passagère, ses effets ne sont point funestes ; mais en se prolongeant, elle donne naissance à des maladies dont quelques-unes sont promptement mortelles. Le sang menstruel en se reportant de l'utérus au poumon, produit une pthisie qui affecte tous les symptômes d'une maladie aiguë. C'est dans ces circonstances que le médecin doit se hâter de diminuer la pléthore pulmonaire, s'il veut s'opposer à une suppuration plus ou moins prochaine. Il doit diriger tous ses soins du côté de la matrice, pour tâcher de rappeler le flux menstruel. Il emploiera non-seulement tous les remèdes rationnels, usités en pareil cas, mais il conseillera encore tous ceux dont son génie pourra lui faire pressentir les bons effets. Il ne négligera point les eaux minérales en boisson, en demi-bains, et même en douche sur les régions rénale et hypogastrique. Les injections de ces eaux dans l'utérus seront aussi très-indiquées ; mais il ne faut pas attendre que la maladie ait empiré pour en faire usage, parce que du moment que des organes essentiels à la vie sont détruits, ou profondement altérés, il n'est plus au pouvoir de l'art ou de la nature d'y remédier.

Leucorrhée ou fleurs blanches.

Abstraction faite de toutes les causes diverses qui peuvent donner lieu à cette affection, nous ne considérerons ici que celles qui exercent leur action sur l'estomac.

Les excès de table, les veilles prolongées, les jouissances de l'amour qui dérangent les fonctions digestives, donnent le plus souvent naissance à la leucorrhée, ainsi que les vices dartreux et psorique repercutés sur la matrice. Une métastase laiteuse produit aussi des pertes en blanc. Nous devons ajouter, pour l'instruction des praticiens, que dans bien de cas, on déguise sous le nom de fleurs blanches une véritable blennorrhagie. Pleins d'indulgence pour le sexe, il faut alors administrer les remèdes convenables, et laisser donner à la maladie le nom que l'on voudra. Les eaux sulfureuses seront très-convenables, lorsque la leucorrhée dépendra des causes ci-dessus énoncées. Elles seront même spécifiques lorsqu'il faudra détruire des virus fixés sur l'organe utérin.

Hypocondrie.

Dans cette maladie, il y a toujours des dérangemens dans le canal intestinal. Les digestions sont pénibles, lentes, accompagnées de rapports acides et de nausées. Le malade éprouve des borborigmes et une constipation opiniâtre. Il est à observer que les causes morales ne produisent l'hypocondrie qu'après avoir troublé les fonctions digestives. Chez les hypocondriaques, les intestins sont farcis de glaires, de mucosités et de vers. Chez de pareils malades, les eaux de Gréoulx seront toujours administrées avec succès, à raison des substances qu'elles contiennent.

D'après les nouvelles lumières acquises par l'anatomie pathologique, le traitement de l'hypocondrie, est aujourd'hui mieux connu et plus rationnel. Le médecin doit porter toute son attention sur les viscères du bas-ventre ; c'est-là que gît le foyer de la maladie. Long-tems on avait cru que le dérangement des facultés intellectuelles, ne pouvait avoir son siège qu'au cerveau et à l'origine des nerfs. D'après ces fausses idées, on dirigeait tous les remèdes vers l'organe cérébral ; et de-là, naissaient tous les insuccès des médecins dans le traitement des hypocondriaques. Mais on a appris aujourd'hui, et c'était la méthode d'Hippocrate, qu'en fondant les obstructions abdominales, si communes chez ces sortes de malades, on rétablissait les fonctions digestives, et par une correspondance sympathique, qui est encore inexplicable, les fonctions de l'entendement se régularisaient à l'instant. Pour guérir donc cette affection nerveuse et bien d'autres encore, il faut que le médecin soit un peu humoriste; et que c'est en vain qu'il aurait recours à l'hygiène et aux autres moyens empruntés de la morale et de la philosophie, s'il ne commençait par dissiper les causes matérielles qui donnent naissance à la maladie, par l'obstruction des viscères abdominaux.

CLASSE TROISIÈME.

AFFECTIONS DU SYSTÊME HÉPATIQUE.

Engorgemens biliaires.

Le foie est un organe très-sujet aux obstructions qui dépendent d'une bile viciée ou d'un embarras dans les vaisseaux secrétoires et excréteurs de la bile. Les affections morales tristes ont une influence funeste sur cet organe. Si les anciens fixaient le siège de la joie à la rate, on peut dire que c'est dans le foie que réside la douleur. De-là naissent, après de violens chagrins, les embarras des viscères, ces empâtemens des conduits hépatiques qui dégénèrent en obstructions lentes et chroniques, et qui résistent le plus souvent à tous les remèdes usités en pareil cas. Bien des praticiens néanmoins ont triomphé de ces maladies désespérées, lorsqu'ils ont pu prescrire l'usage des eaux minérales salines et hépatiques.

Calculs biliaires.

L'observation prouve que la plupart des suicides ont des pierres à la vésicule. Les animaux qui pendant l'hiver ne vivent dans leurs étables que de fourrages secs, sont sujets aux calculs biliaires, et la diarrhée qui leur survient au printems, dès qu'ils mangent de l'herbe verte, n'est suivant les vétérinaires que la fonte de ces mêmes calculs. Ce fait de physiologie, emprunté de l'économie animale, peut éclairer les médecins sur les remèdes les plus propres à combattre cette maladie. Les fruits rouges et acides, les jus d'herbes au printems, les eaux sulfurées, ainsi que les apozèmes amers pris séparément ou combinés seront spécifiques.

Jaunisse.

L'ictère qui dépend d'un engorgement chronique dans les vaisseaux biliaires, ainsi que de la formation d'un ou de plusieurs calculs dans la vessie du fiel, est pour l'ordinaire d'une difficile guérison. Il n'en est pas de même de la jaunisse spasmodique : elle cède aux calmans et aux légers apéritifs. Mais dans toutes les deux espèces, les eaux de Gréoulx ont réussi, sur tout si on les aiguise avec quelques sels neutres, comme le sulfate de magnésie où le sulfate de soude. Le docteur Esparron rapporte avoir guéri, au moyen de quatre prises de ces eaux, dans quatre jours, M. le chevalier de Blaccas, atteint d'une jaunisse, pour s'être exposé à de grandes fatigues et à un grand froid à la chasse.

Hydropisie.

Le célèbre Corvisart nous a démontré jusqu'à l'évidence dans ses leçons de clinique, que sur cent hydropisies, il y en avait au moins quatre-vingt-dix qui dépendent d'une lésion organique des vaisseaux circulatoires. Dans ce cas, toutes les ressources de l'art sont inutiles : la nature doit succomber à une époque plus ou moins tardive (1). Mais il n'en est pas de même dans les hydropisies, dont les empâtemens des viscères abdominaux ou du foie, sont les uniques causes. Telles sont les hydropisies qui sont la suite des fièvres intermittentes rebelles, ou qui ont été fort imprudemment arrêtées par une méthode empirique. La médecine trouve alors pour les combattre des remèdes héroïques, dans l'emploi des eaux minérales de Gréoulx.

---

(1) Cependant les praticiens ne devront pas abandonner ces sortes de malades ; dans le principe on peut prévenir les anévrismes du cœur par de fréquentes saignées, par l'application des sangsues et par le régime débilitant. Stoll avait observé que la saignée était utile dans les hydropisies qu'il appelait pléthoriques. Nul doute que la maladie ne fût dans ce cas ; dépendante d'un vice de la circulation ; mais à cette époque, Corvisart n'avoit pas encore paru......

CLASSE QUATRIÈME.

Affection du système urinaire.

Néphrite.

On appèle ainsi une colique rénale occasionnée par la présence ou la chûte d'un calcul dans les bassinets ou les uretères. Chez certains sujets cette douleur est atroce et menace d'inflammation. Les enfans des gouteux et les gouteux eux-mêmes sont très-sujets à la néphrite, sur-tout lorsqu'ils ont employé des remèdes capables d'opérer une métastase arthritique. Le calcul qui descend des reins et qui séjourne dans la vessie, devient le noyau d'une pierre ; il est donc important d'en favoriser la sortie par la voie des urines. Rien de plus efficace pour cela, que les eaux de Gréoulx prises en boisson, en bains et en douches sur les régions hypogastrique, lombaire et rénale. Ces eaux étant savoneuses et salines, sont éminemment diurétiques. Bien des médecins attribuent aux eaux des Pyrennées une vertu dissolvante pour le calcul humain. Dessault de Bordeaux est de cette opinion. Darluc assure avoir vu dissoudre à la longue une pierre vésicale, sous la douche des eaux de Barèges (1). Quoiqu'il en soit, l'on peut assurer que beaucoup de calculeux, qui ont eu recours aux eaux de Gréoulx, ont rendu une quantité étonnante de sables, de graviers, de glaires, et jouissent depuis lors d'une santé permanente. La nature offre ici dans l'usage de ces eaux, un remède certain à tous ceux qui auront à craindre quelque concrétion urinaire dans leur vieillesse, ou qui sont fréquemment tourmentés de douleurs néphrétiques.

(1) L'action mécanique de l'eau pure pourrait produire seule à la longue le même effet.

Catarrhe chronique de la vessie.

C'est de cette maladie que sont morts Voltaire, d'Alembert et Buffon. Elle reconnaît pour cause la métastase d'une affection dartreuse, rhumatismale ou arthritique; les progrès d'une blennorrhée (écoulement chronique par le canal de l'urètre sans signe inflammatoire); le séjour prolongé de la sonde ou des bougies, et la présence d'un calcul chez les vieillards. Tulpius et Henricus-ab-Héers assurent que les eaux de Spa ont paru fort efficaces pour guérir cette affection. D'autres médecins ont préconisé les eaux de Barèges et de Balaruc; pour nous, nous ne conseillerons point d'aller chercher dans les Pyrennées, les remèdes dont la nature nous gratifie au pied de nos Alpes, et c'est sur Gréoulx que nous dirigerons nos malades en pareille circonstance.

CLASSE CINQUIÈME.

Affections du système génital.

Dépôts laiteux.

Les femmes qui sans excuse légitime se dispensent de remplir les devoirs de mère, sont sujettes après leurs couches à une iliade de maux. En vain des accoucheurs complaisans se flatteront de s'opposer aux ravages du lait ; la nature brave tous leurs anti-laiteux ; les engorgemens aux mamelles et les dépôts sur les parties internes sont les résultats d'une funeste insouciance, ou d'une trop excessive pusillanimité. D'horribles douleurs précèdent toujours l'ouverture de ces dépôts ; comme une autre hydre de Lerne, ils se renouvellent continuellement pour fournir une nouvelle pâture à la douleur. De-là naissent ensuite ces duretés indolentes qui, dans un âge plus avancé et à l'époque critique, deviennent fréquemment le noyau d'un cancer. Mille autres maladies souvent inconnues doivent leur origine à un lait répandu. Beaucoup d'hydropisies en sont aussi la suite. Les eaux de Gréoulx jouissent en pareil cas d'une grande réputation ; elles ont une vertu anti-laiteuse toute particulière, qu'aucun remède ne peut remplacer, sans en excepter même le fameux petit-lait de Weisz.

Rhumatisme laiteux.

Les médecins qui, dans l'exercice de leur art, n'adoptent qu'un systême exclusif, et surtout celui du solidisme, ne peuvent comprendre ce que c'est qu'un rhumatisme laiteux. Cependant il n'y a pas de maladie plus fréquente ; et ce qui prouve la vérité de sa dénomination, c'est qu'on ne peut la combattre avec succès que par les remèdes appropriés à son étiologie. Nombre de femmes

femmes éprouvent très-souvent, dix à douze ans après leurs couches, des douleurs vagues qu'elles attribuent à un refroidissement. Tantôt c'est une partie externe qui est affectée, tantôt c'est un viscère ou un organe essentiel à la vie qui souffre et languit. Leurs maux restent long-tems inconnus ; et ce n'est que lorsqu'un médecin éclairé remonte aux causes premières qui ont donné lieu aux accidens, que des remèdes spécifiques peuvent être employés. Les premiers, sans doute, et les plus efficaces, sont les eaux de Gréoulx prises en bains, en boisson et rendues de tems en tems purgatives.

Engorgemens et ulcères de la matrice.

La matrice est un organe susceptible de recevoir les plus grandes altérations. Chez les femmes cet organe travaille sans cesse à des fonctions ou à des maladies. Ainsi, avant la puberté, la chlorose a son siège dans l'utérus. Depuis quinze ans jusqu'à quarante-cinq, c'est dans le même organe que s'accomplit le mystère de la reproduction. Après l'âge critique, c'est alors que s'il y a des vices dans l'économie, ils se déposent sur la matrice. De-là, les engorgemens utérins et les ulcères qui en sont la suite. Les différens virus qui produisent les maladies cutanées et lymphatiques, peuvent par leurs métastases donner naissance à tous ces désordres. C'est alors qu'il faut faire une médecine active pour changer le siège de l'action morbifique, et créer à la hâte des maladies artificielles, si l'on veut s'opposer de bonne heure à tous les accidens. Un médecin qui recherche en pareil cas, les causes premières, réussit presque toujours, s'il parvient à les découcouvrir. Ainsi, après l'époque critique, si le sang se porte à la matrice et l'engorge, l'homme de l'art qui est intelligent, l'en dévie par des saignées du pied, des sangsues à la vulve, des vésicatoires et des purgatifs. Il emploie les mercuriaux, les amers et les eaux sulfureuses, s'il a à combattre un vice vénérien, dartreux et psorique. C'est par des apéritifs et des sudorifiques qu'il attaque une humeur rhumatismale ou laiteuse. Dans ces différens cas, on ne néglige point l'emploi des douches sur les régions du pubis et des lombes; les douches ascendantes d'eaux minérales dans le vagin, ont souvent triomphé de beaucoup d'engorgemens qu'on croyait incurables.

Si malheureusement l'ulcère est formé, on a peu d'espoir de le guérir (1). Toutes

(1) En général, on abandonne trop tôt à la nature le traitement des ulcères à la matrice. Si l'on parvient à découvrir le vice morbide, on peut espérer de le combattre avec succès par les remèdes spécifiques. Les fleurs blanches imprudemment arrêtées par des astringens et des répercussifs, et un vice vénérien caché, peuvent donner lieu au grand nombre d'ulcères de la matrice, dont les femmes sont aujourd'hui affectées. On en sera peu surpris, si l'on pense qu'un homme libertin peut infecter son épouse, sans que le virus apparaisse par aucun symptôme extérieur; et ce n'est souvent qu'après longues années, que l'un ou l'autre en ressentent les funestes atteintes.

les ressources de l'art, tous les bienfaits

Il peut même arriver que la maladie reste toujours occulte chez le père et la mère, pour ne se manifester ensuite que chez les enfans, sous la forme d'une diathèse écrouelleuse ou lymphatique. Comme l'observation prouve chaque jour que des suppurations d'organes internes ont été cicatrisées par un heureux effort de la nature, ou par les secours de l'art, on peut recourir avec confiance aux anti-syphillitiques, lorqu'on pourra soupçonner quelque vice vénérien déposé sur la matrice. L'exemple suivant d'une pthisie syphillitique heureusement guérie par un traitement mercuriel, doit par analogie enhardir les praticiens dans les maladies de l'utérus qui peuvent exiger la même méthode curative. « Une courtisanne âgée de dix-huit ans avait éprouvé les symptômes du mal vénérien; elle fut mal traitée. Elle eut des ulcères aux jambes, des douleurs ostéocopes, des caries, le marasme survint. Il n'y avait point d'affection aux parties génitales; les cheveux étaient tombés, et deux ulcères s'étaient manifestés au pharynx; la malade avait la charpente d'une pthisique. Il survint difficulté de respirer, toux séche, bouffées de chaleur, marasme, douleur fixe entre les urénus et fausses côtes; les menstrues étaient supprimées depuis deux ans.

de la médecine consistent alors à adoucir les symptômes, et à rendre moins douloureux les derniers momens de la vie. L'opium à forte dose, les cataplasmes de ciguë ou de jusquiame sont regardés, dans cette horrible maladie, comme des remèdes divins. O nature! quel a été ton but, en livrant les femmes à d'aussi vives douleurs? Fallait-il leur accorder l'heureux don de plaire, puisque tu devais un jour les faire si cruellement mourir? Tes mystères sont impénétrables; notre faible raison ne peut les découvrir. Mais, ô nature! la douleur était-elle nécessaire aux plaisirs et au bonheur du genre humain?.....

Bang donna la liqueur de van Swieten, la salsepareille avec le kina; il suspendit ce remède de tems en tems, et dans l'intervalle, il donnait le lichen d'Islande, la gomme arabique. Il fit rester la malade dans la chambre, et dans deux mois elle fut parfaitement bien guérie. « (*Actes de la Société de médecine de Copenhague*, tom. 2.)

Stérilité.

On sait que la leucorrhée ou les fleurs blanches rendent le plus souvent les femmes stériles. Alors il n'est pas extraordinaire que beaucoup de femmes qui s'en trouvent délivrées par l'usage des eaux minérales, deviennent aptes à la reproduction. Il importe fort peu d'ailleurs de savoir de quelle manière les eaux minérales influent sur l'économie des femmes, afin qu'elles puissent devenir mères. Dès que l'observation constate qu'elles ont été utiles nombre de fois, les médecins doivent en prescrire l'usage. Sans doute les eaux de Gréoulx ne réussiront pas dans toutes les stérilités occultes ; mais quelle est la jeune femme qui, après avoir épuisé inutilement toutes les ressources de la médecine, ne voudra pas en dernière analyse, recourir à un moyen qui peut être si puissamment efficace? Il est si doux d'être mère, qu'une femme ne doit jamais renoncer à l'espoir de le devenir, parce qu'il est possible que par l'usage des eaux, elle acquière la faculté de pouvoir nouer les fruits de l'hymenée. Vénus sortie vivante du sein de la mer, est une allégorie qui nous prouve que l'eau est la mère commune de la nature, et que Neptune tient le sceptre de la fécondité. . . . .

CLASSE SIXIÈME.

Affections du système nerveux.

Hystéric ou vapeurs.

Comme cette maladie est devenue aujourd'hui très-commune, et qu'elle se masque sous toutes les formes, nous en décrirons les symptômes avec assez d'étendue, pour qu'on puisse la reconnaître de prime abord, et la distinguer toujours des autres affections qu'elle simule, ou avec lesquelles elle se complique.

Le paroxysme se manifeste le plus souvent par un resserrement à la gorge, la perte de la parole, de la déglutition, et un sommeil qui prive les malades de tout sentiment. Ils se manifeste quelquefois des convulsions terribles. Le ventre se gonfle et devient dur comme une pierre, ou il s'affaisse entièrement. Il y a des alternatives de froid et de chaud. La respiration est suspendue; le pouls est petit, inégal, intermittent et à peine sensible. Lorsque les accidens sont moins prononcés, ou varient, les malades se plaignent d'une douleur de tête connue sous le nom de clou hystérique, d'un froid au dos ou aux pieds, d'un battement aux artères temporales ou au bas-ventre qui forme des ondulations, de coliques violentes, d'anxiétés, de nausées et de vomissemens d'une bile porracée ou noirâtre, de palpitations du cœur, de sifflemens dans les oreilles, de vertiges, de frayeurs nocturnes, de tremblemens de tout le corps, de lassitudes spontanées, de douleurs, de crampes aux jambes, d'enflures à ces parties qui ne reçoivent point l'impression du doigt, ce qui doit les faire distinguer de l'enflure des hydropiques. Quelquefois les malades rendent par la bouche des vents qui les soulagent. Il n'est pas rare que les femmes dans cet état soient fatiguées par des crachotemens incommodes, des toux séches et convulsives, des hoquets, des hémopthysies, des pleurs ou des éclats de rire involontaires. Le paroxysme peut durer plusieurs heures et même plusieurs jours, en présentant tous les symptômes d'une mort apparente. C'est surtout dans ces circonstances, que les médecins doivent s'élever contre les inhumations trop précipitées. Nous devons observer avec Portal, que la roideur des membres, un froid glacial, la perte de la respiration, la suspension du pouls, l'insensibilité même ne sont point chez les hystériques, un signe certain de la mort. Il n'y a que la putréfaction qui puisse nous en assurer,

D'ailleurs, il est très-rare que les femmes meurent dans un accès d'hystéricisme.

Quelles que soient les causes de cette étrange affection, soit que l'on adopte le systême de Pomme, ou ceux des autres humoristes qui lui sont opposés, l'usage des eaux de Gréoulx en boisson ou en bains n'en est pas moins le remède assuré. Ces eaux étant douces et savoneuses remplissent très-bien les intentions du médecin d'Arles, tandis qu'étant acidules et salines, elles combattent avec avantage les obstructions viscérales, les vers intestinaux qui sont aussi des causes de l'hystérie. L'acide carbonique que contiennent les eaux de Gréoulx, asphixiant les vers, on sent que dans bien de circonstances, ces eaux seront anti-hystériques, en devenant d'excellens vermifuges. Au rapport de Meier, plusieurs tœnia ont été expulsés par des boissons chargées d'acide carbonique, et cette observation ne doit point être perdue pour les praticiens.

Convulsions.

Ici, comme dans toutes les autres anomalies du systême nerveux, il faut chercher à calmer et à détendre l'état spasmodique qui donne lieu aux convulsions. Nous avons dit dans l'article précédent que l'hystérie est souvent suivie de mouvemens convulsifs plus ou moins considérables; mais il est bien d'autres causes cachées qui les produisent. Sans compter les affections tristes et prolongées, une éducation molle et efféminée, une vie sédentaire, l'abus des plaisirs du mariage, une sensibilité très-vive; combien de convulsions ne doivent leur origine, qu'à des exanthèmes répercutés, qu'à une bile âcre et dégénérée, qu'à des mucosités vermineuses; et dans ces derniers cas, on ne peut administrer de remède plus convenable que les eaux de Gréoulx.

Tremblemens.

On se persuadera sans peine, qu'il est impossible à la médecine de pouvoir guérir les tremblemens qui affectent les vieillards, ceux qui ont fait abus du vin et des liqueurs spiritueuses, ou qui étant la suite d'une fausse attaque d'apoplexie reconnaissent pour cause quelque lésion organique. Mais on pourra toujours se flatter d'obtenir la guérison d'un tremblement occasionné par la répercussion de quelque humeur cutanée, ou qui pourrait dépendre d'un embarras bilieux dans les viscères. Ce sera au praticien à déterminer les différens cas où il croira que les eaux sulfureuses et salines seront utiles, et à en régler l'administration suivant l'âge et l'état des malades. C'est la douche surtout qui paraît spécifique à Gréoulx, pour guérir les tremblemens qui dépendent d'une irritation nerveuse ou d'une faiblesse musculaire.

Épilepsie.

Il arrive très-souvent qu'une gale répercutée ou mal guérie donne lieu à des accès épileptiques. En 1803, nous en avons vu un exemple à Paris, chez un jeune homme de Melun, qui avait été à l'armée; il était parvenu jusqu'à sa vingt-cinquième année sans avoir eu aucune maladie. Mais après avoir été traité empiriquement d'un vice psorique qui lui avait été communiqué par un de ses camarades, il fut fréquemment sujet à des attaques d'épilepsie. Une douleur ou plutôt une espèce de fourmillement au petit doigt de la main droite, était le symptôme précurseur de l'accès. Après avoir interrogé le malade sur les causes qui pouvaient avoir donné lieu à son affection, et avoir reconnu la gale pour la principale, nous commençâmes, conjointement avec le célèbre Alphonse Leroi, un traitement anti-psorique, et le succès couronna notre attente. Dans moins d'un mois le malade, épileptique depuis quatre ans, fut radicalement guéri. Qui doute que les eaux minérales sulfureuses n'eussent été en pareil cas efficaces, puisque ce n'est peut-être qu'aux eaux hépatiques artificielles que nous prescrivîmes, que le jeune homme dût sa guérison? Les vices herpétique, écrouelleux, vénérien et d'autres humeurs délétères, peuvent aussi donner lieu par leur répercussion à l'épilepsie. Les eaux de Gréoulx servent alors à la combattre d'une manière victorieuse. Les nouvelles recherches pathologiques du docteur Prost, lui ont appris que chez beaucoup d'épileptiques, la maladie était produite et entretenue par des congestions bilieuses, par des mucosités et des vers intestinaux. Dans ce cas, les mêmes eaux seraient encore indiquées.

Mélancolie.

Cette maladie est très-commune en Angleterre, où on la connaît sous le nom de spleen. Sapho et le jeune Werther nous en offrent des exemples tragiques. Combien de Nina en France deviennent encore aujourd'hui foles par amour! ..... La mélancolie diffère de la manie, en ce que dans celle-ci, il y a perte absolue de la raison, tandis que dans la première, il n'y a délire que sur un seul objet. Un mélancolique guérit beaucoup plus facilement qu'un maniaque; c'est pourquoi on ordonne avec succès au premier les voyages et les changemens de climats. De tout tems, il a été reconnu que les eaux minérales opèrent beaucoup de guérisons, soit parce qu'elles remédient aux désordres physiques de l'économie, soit parce qu'elles procurent à l'esprit des passe-tems agréables et des objets de distraction variés. Ces eaux réunies aux vésicatoires, sont spécifiques, lorsqu'une humeur cutanée et des empâtemens des viscères ont donné lieu à la maladie. « Les principes du traitement de la mélancolie ont été reconnus, dit éloquemment un professeur célèbre (1), bien long-tems avant l'origine de la médecine grecque, et il paraît même que cette maladie remonte jusqu'aux siècles éclairés de l'ancienne Égypte. Aux deux extrémités de cette contrée, qui était alors très-peuplée et très-florissante, il y avait des temples dédiés à Saturne, où les mélancoliques se rendaient en foule, et où des prêtres profitant de leur crédulité confiante, secondaient leur guérison prétendue miraculeuse, par tous les moyens naturels que l'hygiène peut suggérer : jeux, exercices récréatifs de toute espèce, institués dans ces temples, peintures voluptueuses, images séduisantes exposées de toutes parts aux yeux des malades. Les chants les plus agréables, les sons les plus mélodieux charmaient souvent leurs oreilles. Ils se promenaient dans des jardins fleuris, dans des bosquets ornés avec un art recherché. Tantôt, on leur faisait respirer un air frais et salubre sur le Nil, dans des bateaux

(1). Pinel, *Nosog. philos.*

décorés et au milieu de concerts champêtres. Tantôt, on les conduisait dans des îles riantes, où, sous le symbôle de quelque divinité protectrice, on leur procurait des spectacles nouveaux et ingénieusement ménagés, et des sonates agréables et choisies; tous les momens enfin étaient consacrés à quelque scène comique, à des danses grotesques, à un systême d'amusemens diversifiés et soutenus par des idées religieuses. Un régime assorti et scrupuleusement observé; le voyage nécessaire pour se rendre dans ces lieux saints; les fêtes continuelles instituées à dessein le long de la route, l'espoir fortifié par la superstition, l'habileté des prêtres à produire une diversion favorable et à écarter des idées tristes et mélancoliques, pouvaient-ils manquer de suspendre le sentiment de la douleur, de calmer les inquiétudes et d'opérer souvent des changémens salutaires, qu'on avait soin de faire valoir pour inspirer la confiance et établir le crédit des divinités populaires? »

Idiotisme.

Il arrive quelquefois que des croûtes laiteuses, des vices cutanés répercutés, des fièvres aiguës et humorales ont donné lieu à cette maladie. Après avoir fait usage des excitans répétés, comme les vomitifs, les vésicatoires, les purgatifs drastiques, les frictions de teinture de cantharides, d'alkali volatil, de camphre, de musc et l'urtication, il faut recourir aux eaux minérales sulfureuses, et les prescrire sous toutes les formes. On en a souvent obtenu en pareil cas des effets salutaires.

CLASSE SEPTIÈME.

Affections du système musculaire.

Paralysie.

Les rhumatismes, les fièvres intermittentes, la suppression d'un ulcère ou d'un émonctoire quelconque, une métastase et enfin une tumeur arthritique ou cutanée, la mauvaise administration du mercure, sont tout autant de causes productrices de cette maladie. Après avoir prescrit les remèdes convenables, il faut finir le traitement par la boisson des eaux minérales. Mais il faut observer qu'autant les bains de ces eaux sont utiles dans les paralysies qui dépendent des causes précitées, autant ils sont funestes dans les paralysies par pléthore, qui précèdent ou accompagnent presque toujours les apoplexies. Le cerveau déjà engorgé, reçoit une surabondance de sang qui aggrave la maladie ou hâte promptement l'attaque apoplectique. Nous avons vu beaucoup de fautes commises par l'ignorance des malades et par le peu d'attention des médecins, qui avaient conseillé très-imprudemment l'usage des bains en pareil cas.

L'engourdissement des membres, la danse de St. Guy et toutes les autres anomalies musculaires, quoique peut-être elles appartiennent plus directement au système nerveux, sont traitées également avec le même succès par les eaux minérales chaudes, lorsqu'il s'agit de porter à la peau ou d'évacuer par les selles, quelque humeur morbide.

Rhumatisme chronique.

Le refroidissement subit après des travaux violens ou des exercices forcés, l'abus des spiritueux, la bonne chère, l'âge adulte, la saison de l'hyver, un tempérament sanguin, une constitution rhumatismale héréditaire, les voyages de long cours, et la répercussion d'une humeur cutanée, sont les causes excitantes de cette maladie. Lorsqu'elle a été mal traitée ou que le malade a commis quelque imprudence, le rhumatisme alors devient chronique. C'est dans ce cas que les bains de Gréoulx opèrent des guérisons miraculeuses; en rétablissant la transpiration, ils assouplissent et calment comme par enchantement, l'irritation musculaire. Il n'est point de maladie où les eaux thermales puissent être employées avec plus de succès. Lorsque la douleur est fixée sur une partie déterminée, comme dans la sciatique, alors on agit localement au moyen de la douche; on ne néglige point encore les étuves; le massage et les embrocations avec des huiles aromatiques, camphrées et volatiles.

CLASSE HUITIÈME.

AFFECTIONS DU SYSTÊME ARTICULAIRE.

Goutte.

Ce que nous venons de dire des bons effets des eaux minérales dans le traitement du rhumatisme, s'applique aussi à la goutte qui reconnaît le plus souvent pour cause la suppression de la transpiration, la rétropulsion de la gale ou des dartres, l'impression du froid sur les pieds en moiteur, ou sur les viscères abdominaux. Parmi les meilleurs remèdes tant vantés contre cette maladie, les sudorifiques non échauffans ont été ceux qui ont eu le succès le plus complet ; et les eaux sulfureuses, prises en bains ou en étuves, méritent à juste titre d'être classées parmi ces derniers remèdes. Leur vertu sera bien plus assurée, si la maladie arthritique peut être attribuée à quelque affection cutanée.

Les goutteux qui se rendent aux eaux de Gréoulx, ne doivent en faire usage qu'après avoir essuyé complettement les paroxysmes, et lorsque l'humeur s'est déposée sur les articulations. Quelque métastase dangereuse pourrait être la suite d'un usage trop brusque ou inopportun de ces eaux. Dans cette maladie, la nature exaspérée ne demande que du calme et du repos; il faut profiter du sommeil de la douleur, pour l'attaquer avec succès dans son domicile. C'est alors qu'on retire de grands avantages de la douche, dirigée sur les articulations affectées de nodus et de concrétions arthritiques. Il est une infinité d'observations qui prouvent qu'on a fondu de cette manière ces espèces de concrétions, surtout si le malade suit pendant quelque tems, un régime approprié, et fait un long usage des eaux à petite dose, soit seules, soit coupées avec le lait, en s'abstenant du vin et des liqueurs fermentées (1).

---

(1) Darwin, savant médecin anglais, mort il y a quelques années, ressentit à l'âge de 40 ans, pour la première fois, une attaque de goutte. Il se sevra dès cette époque du vin et de toute liqueur spiritueuse, prenant néanmoins beaucoup de café, et il est parvenu par ce seul régime jusqu'à l'âge de 80 ans, sans éprouver aucun nouvel accès.

Le célèbre Alphonse Leroi, dit dans son *Manuel des goutteux*, page 92 et 93 : « Les douches d'eau simple, mais surtout celles d'eaux sulfureuses sont très-recommandables ; d'un côté, elles agissent par la percussion, par une fustigation aqueuse, par une espèce de massage sur toute l'habitude du corps ; et d'un autre côté, par l'application du calorique qui développe le système sanguin et appèle à la surface la sécrétion des capillaires... On sait quelles cures prodigieuses s'opèrent par les douches aux établissemens des sources d'eau sulfureuse : c'est-là qu'on voit des prodiges de résolution de ces engorgemens aux articulations, produits par la goutte, le rhumatisme, par le virus écrouelleux, etc., etc. » — Le docteur Tavarès, médecin de la reine de

Ankilose.

Indépendamment des dépôts articulaires, des vieilles blessures, on doit encore ranger au nombre des causes fréquentes de l'ankilose, le repos absolu, ou une fausse position. Nous avons souvent vu dans les campagnes, des personnes estropiées, quoique blessées légèrement, pour avoir tenu leurs jambes dans une continuelle flexion, au lieu de les mouvoir et de les étendre de tems en tems. Lorsque la maladie est récente, soit qu'elle dépende de cicatrices calleuses, ou d'un épaississement synovial, soit qu'elle soit la suite du défaut de mouvement, on

---

Portugal, dit en propres termes, dans sa dissertation sur la goutte : « Les bains d'eaux thermales sulfureuses résolvent les congestions aux articulations. Je peux alléguer et ma propre expérience et celle des autres ; » enfin, Dessault, de Bordeaux, regarde les eaux de Barèges comme spécifiques dans cette maladie. *Voyez son Traité de la goutte.*

a recours avec succès aux eaux minérales. Combien de paralytiques n'ont dû leur rétablissement, qu'à l'usage des bains et des douches sulfureuses. Les cures qui s'opèrent en pareil cas aux eaux de Barèges, ne sont point étrangères aux eaux de Gréoulx.

CLASSE NEUVIÈME.

Affection du système cutané.

Petite Vérole.

Quoique, graces aux bienfaits de la vaccine, nous ayons la conviction intime que bientôt nous n'aurons plus à craindre les suites malheureuses de ce fléau dépopulateur, qu'elle combat avec tant de succès; cependant Jenner et sa découverte trouvent encore tant de détracteurs parmi les gens de l'art et le peuple de la campagne, que nous devons indiquer l'utilité dont les eaux de Gréoulx peuvent être pour remédier aux dépôts funestes qui accompagnent si souvent la petite vérole maligne et confluente. Une humeur purulente se jète quelquefois sur les articulations, et de-là naissent mille désordres plus ou moins rebelles à l'art. Il n'est pas rare de voir une ophtalmie dégoûtante enlaidir après la petite vérole une jeune personne qui semblait avoir conservé sa beauté, en dérobant sa figure aux funestes cicatrices qui la sillonnent si souvent. Les vésicatoires, les purgatifs sont ordinairement indiqués en pareil cas, mais l'usage des eaux sulfureuses complette la cure.

Rougeole.

Les sujets cacochymes qui ont eu des rougeoles maltraitées, sont souvent exposés à des affections chroniques du poumon, d'où résultent des pthisies et des marasmes qui conduisent les malades au tombeau. Il n'est pas indifférent de ne jamais perdre de vue la cause qui a pu donner lieu aux accidens, surtout si elle a pu se marier avec quelque affection cutanée. Je ne sache pas qu'aucun praticien ait conseillé dans cette maladie les eaux minérales ; cependant elles deviennent une des principales ressources de l'art. En atténuant et déplaçant l'humeur délétère, pour lui donner une issue par les voies intestinales ou transpiratoires, on console pour ainsi dire l'organe malade et on le délivre de son funeste ennemi. Ne perdons jamais de vue, en médecine, que toutes les maladies chroniques commencent par un point d'irritation, et qu'en le détruisant dès le principe, on obvie à tous les accidens. La nature, nous aimons à le croire, travaille toujours malgré elle à des maladies ; son instinct est sans doute conservateur ; mais d'après les lois qu'elle s'est imposée, elle détruit, lorsque le jeu de son organisme se trouve suspendu par le sommeil des forces vitales, momentanément opprimées ou devenues à la longue inertes par trop de tension.

Gale.

Quelquefois les symptômes de la gale sont très-modérés, mais souvent ils éclatent avec la plus grande violence, et entraînent la maigreur, le dégoût, la fièvre lente. Si par des topiques inconsidérés, on répercute l'affection psorique, il survient toux séche, asthme, pthisie, épilepsie, attaque apoplectique, anévrisme du cœur et le germe de mille autres maladies chroniques ou aiguës, dont on ne reconnaît la cause que bien difficilement. Les recherches de Mouflet et de Méad ont découvert dans les pustules de la gale, une espèce de ciron (*acarus scabiei*), qui est promptement asphixié par le soufre. La nourriture de mauvais alimens, la malpropreté peuvent aussi produire des gales spontanées ; et certains virus donnent lieu à la symptômatique. Quelques fièvres intermittentes et la mélancolie ont souvent guéri par une éruption galeuse. Il est certains auteurs qui ont conseillé aux femmes stériles, l'inoculation de la gale, attendu, disent-ils, qu'elle purifie le sang et rend très-apte à la reproduction. Nous ignorons jusqu'à quel point cette doctrine est fondée, mais elle pourrait bien être du nombre de ces erreurs qui jadis passèrent pour des axiomes indubitables. En général, la gale est une maladie très-mal traitée ; on n'a garde d'appeler le médecin, parce que chaque commère donne son remède; mais qu'arrive-t-il? on emploie des répercussifs, l'humeur psorique rentre et se jète sur quelque organe interne ; de-là ensuite toutes les maladies précitées. Lorsqu'on a de semblables accidens à combattre, il n'y a pas de remèdes plus appropriés que les eaux sulfureuses en bains, en étuves et en boisson.

Dartres.

Comme la gale, une dartre répercutée peut donner lieu à de nombreux accidens:

de-là, les spasmes de la poitrine, les suffocations, les vertiges, quelquefois l'apoplexie et la mort. Semblable à un protée, cette maladie peut se masquer sous toutes les formes, et souvent on ne reconnaît le mal, que lorsqu'il est devenu incurable. Les symptômes de cette affection, selon Pinel, lorsque jetée sur quelque organe interne, elle menace d'une issue fatale, sont d'abord un dépérissement lent et sans fièvre, des flatuosités après les repas, un sommeil agité, la mélancolie; puis inquiétude vive des malades sur leur sort, marasme, dépression de l'abdomen, quelquefois dureté à la rate ou dans quelque viscère, enflure des jambes, fièvre lente, petite toux incommode, anxiété et sentiment de suffocation; enfin tous les symptômes de la pthisie ou de la consomption, hydropisie imminente, devoiement colliquatif, sueurs nocturnes et mort.

Dans les cas ordinaires, la douce-amère, administrée avec précaution et intelligence, suffit pour opérer la guérison. On peut au besoin employer les sucs de plantes chicoracées, les infusions de pissenlit, de patience, d'aunée, de gentiane, la tisane d'écorce d'orme pyramidal qu'on a tant vantée, les fondans, les apéritifs aiguisés de sels neutres, mais les eaux minérales de Gréoulx sont les seuls remèdes spécifiques.

Cette maladie est toujours assez grave, pour que l'on consulte un médecin, et c'est à lui à prescrire le régime à suivre avant et après l'usage des eaux que nous conseillons.

Lèpre.

On donne le nom de lèpre à toutes les maladies cutanées hideuses, mais cette maladie est très-rare ; on en voit quelques exemples épars çà et là dans les pays marécageux et chez les sujets qui ont été mal nourris, qui ont fait abus des boissons spiritueuses, et qui ont vécu dans une malpropreté cynique. Les virus vénérien, herpétique et psorique peuvent donner naissance à cette maladie. Du tems des

des croisades, il y avait vingt-un mille hôpitaux pour la lèpre, et nul doute qu'elle n'eût été importée en France de la Palestine. L'éléphantiasis ou véritable lèpre se reconnaît à la chûte des poils et des cheveux, à une voix faible et enrouée, à des yeux rougeâtres, à un visage extrêmement difforme, à une peau squirreuse, avec des tubercules durs et inégaux qui s'ulcèrent. Le traitement est le même que celui des affections cutanées précédentes. On a recours à un régime humectant et propre à favoriser l'excrétion de la peau. On fait usage des bouillons de veau, de poulet, de vipère, d'écrevisse, des infusions de lierre terrestre, de véronique, de marrube, d'hysope; le mercure serait indiqué, si l'on soupçonnait quelque vice vérolique, et l'on termine le traitement par les eaux minérales de Gréoulx; comme très-onctueuses, elles assouplissent la peau, et favorisent ainsi son excrétion, indépendamment qu'elles agissent comme apéritives et dépurantes.

Teigne.

On confond assez généralement la teigne avec les croûtes laiteuses ou la gourme ; peut-être n'est elle à la rigueur que la même maladie dans des degrés et avec des symptômes différens. Les vices écrouelleux et vénérien produisent très-souvent la teigne, et lorsqu'elle est dépendante du premier vice, les glandes du cou et les axillaires sont engorgées. Quelquefois il faut abandonner à la nature la guérison de cette maladie. On a observé que l'enfant teigneux qui se fortifie et se livre à un fréquent exercice, est beaucoup plutôt guéri que celui qui reste sédentaire, faible et cacochyme. Outre les moyens connus pour guérir cette maladie, on a beaucoup vanté la poudre de charbon seule ou mêlangée avec le soufre et le cérat. Ce moyen a réussi au docteur Alibert, à l'hôpital St. Louis, à Paris. C'est un moyen assuré pour combattre l'espèce de teigne, qui n'a que de croûtes séches, et qui est connue sous le nom de muqueuse ; mais dans la teigne faveuse, où il y a des tubercules et un suintement d'une sérosité jaunâtre comme du miel, le charbon n'a pas répondu à notre attente. Dans cette espèce, il faut avoir recours au cataplasme de Dessault, fait avec la gomme ammoniaque, dissoute dans le vinaigre, ou à celui de Duncan fait avec un grain de sublimé corrosif, délayé dans deux onces d'eau avec de la mie de pain. Quelquefois ont est obligé d'employer la ciguë en cataplasmes et en lotion, et d'en faire prendre l'extrait à l'intérieur. Murrai guérit, par ce moyen, une teigne des plus rebelles et des plus invétérées. Les eaux sulfureuses peuvent être administrées avec beaucoup de confiance, toutes les fois que la teigne semble être moins une maladie essentielle et *sui generis*, qu'un symptôme de cacochymie lymphatique, dépendante de quelque virus caché.

Il en sera de même pour les boutons et les efflorescences qui paraissent à la figure et sur le corps des femmes, s'ils sont produits par une acrimonie ou par un défaut d'excrétion cutanée. L'usage des bains chauds rétablira la transpiration, et les eaux de Gréoulx auront encore l'avantage de redonner aux jeunes femmes ce teint de lis et cette beauté printannière dont elles sont si jalouses, et que l'inexorable tems cherche à effacer si-tôt chez elles par des rides. Comme à la fontaine de Jouvence, le beau sexe rajeunit à la fontaine de Gréoulx, et ce miracle est sans doute dû aux Nymphes qui y président.

CLASSE DIXIÈME.

Affections du système lymphatique.

Écrouelles.

On regarde ordinairement comme scrofuleux ceux qui dans l'enfance sont sujets à des opthalmies, aux chassies des yeux, au suintement des oreilles, au gonflement de la lèvre supérieure, quelquefois avec gerçures et écoulement jaunâtre, au nez rouge et douloureux, au gonflement des glandes cervicales, maxillaires et des aisselles, à une peau blanche et comme bouffie, à une tête volumineuse, à des reparties spirituelles et à la lenteur dans les mouvemens. Les principales causes de cette maladie sont un virus vénérien dégénéré, une mauvaise nourriture, l'habitation de lieux marécageux ou de chambres mal aérées et humides, l'allaitement par une nourrice enceinte, quelques maladies de la peau mal guéries ou répercutées ; enfin, une lymphe viciée ou stagnante dans le systême glanduleux, ou dans les vaisseaux vasculaires blancs de l'économie.

L'unique but que l'on doit se proposer dans le traitement de cette maladie, c'est de fortifier le systême. En effet, si toutes les causes morbides ont été débilitantes, la raison indique que ce sera par les toniques et les corroborans que les effets en seront détruits. En général, les amers, les ferrugineux et les anti-scorbutiques conviennent ; mais il n'y a pas de plus puissant dissolvant de la lymphe engorgée dans les glandes, que les eaux sulfureuses. Delà, la célébrité dont jouissent les eaux de Barèges pour la guérison des écrouelles : les eaux de Gréoulx peuvent remplir les mêmes indications, et doivent à cet égard obtenir aujourd'hui qu'elles seront mieux connues, la plus grande réputation.

Quelquefois, sans cause connue, les enfans sont sujets à des luxations spontanées du fémur ; on attribue cet accident à des chûtes, mais elles dépendent d'un vice écrouelleux. Si on en méconnaît la nature, les enfans périssent ; c'est dans ce cas qu'on doit se hâter de corriger par des remèdes généraux le vice lymphatique : les eaux sulfureuses et salines, comme celles de Gréoulx conviennent alors plus que jamais, et c'est par la douche qu'on guérit les claudications qui reconnaissent pour cause une lymphe viciée et dont la stase est combattue avec succès par la chaleur (1).

---

(1) Les eaux thermales doivent leurs vertus, non-seulement aux principes minéraux qu'elles contiennent, mais encore à l'action du calorique qui s'y trouve accumulé en excès, et dont le dégagement nous procure la sensation de la chaleur. Si l'expérience nous prouve, que nombre d'hydropisies et de tumeurs indolentes, ont été heureusement guéries par la seule influence des rayons solaires, il n'est donc pas étonnant que les eaux minérales chaudes opèrent des effets prodigieux dans certaines maladies chroniques, où tous les systêmes languissent et sont privés de vie. Le calorique

Carreau.

On appelait jadis cette maladie atrophie

---

qu'on administre alors, ranime la circulation des fluides engourdis, dégorge les canaux des glandes obstruées, et devient le remède le plus actif et le plus nécessaire pour exciter, selon les circonstances, des mouvemens conservateurs. Pour de plus amples développemens, voyez les différens traités des eaux minérales, publiés par Fourcroi, Dessault, Brieude, Martinet, Duchanoy et Saunders; les traités de physique de Brisson et de Haüy, enfin l'ingénieux ouvrage de Socquet sur le calorique.... C'est pour nous conformer aux analyses des différentes eaux thermales précédemment faites, que nous n'avons point porté en ligne de compte sur notre tableau synoptique des eaux de Gréoulx, les trente-deux degrés de leur chaleur; cependant cette propriété physico-chimique est à notre avis trop médicale pour devoir être omise; le calorique est un fluide qui doit avoir une influence aussi marquée sur l'économie humaine, que les différens gaz et les substances salines qui composent les eaux minérales. Il est probable que certaines eaux thermales ne deviennent nuisibles dans quelques circonstances par-

mésentérique, parce que ce sont les glandes

ticulières, qu'à raison de l'excès de leur calorique. Ainsi nous avons vu beaucoup de malades se plaindre amérement des eaux de Digne. Ces eaux jouissent néanmoins depuis long-tems d'une juste célébrité, pour la guérison des militaires qui portent de vieilles blessures et des membres roides et atrophiés ; aucune eau minérale du midi ne peut les remplacer surtout pour les coups de feu et les claudications qui proviennent de la guerre ; aussi le gouvernement y entretient-il avec soin un hôpital militaire dans la belle saison ; mais leur chaleur s'élevant aux différentes sources, du trentième jusqu'au quarantième degré, on conçoit que cette température doit nuire dans quelques maladies où le sang n'a pas besoin d'être rarefié par une si grande chaleur. C'est aux médecins qui président aux eaux de Digne à les ordonner avec les précautions nécessaires ; et alors la malveillance et les préjugés ne décrieront plus des bains que les légions romaines ont si long-tems fréquentés, et dans lesquels César lui-même retrempa plusieurs fois son ame fière et guerrière avant de faire la conquête des Gaules, à l'imitation sans doute d'Achille qui devint invulnérable après avoir été plongé dans les eaux du Styx. Une observation digne de remarque, est que

du mésentère qui sont principalement affectées. Par le toucher, le ventre présente des inégalités très-sensibles, il est quelquefois ballonné comme un tambour ; les malades ont par intervalle une voracité extrême; cependant ils maigrissent, la fièvre lente se

---

le petit département des Basses-Alpes, renferme dans son sein, non-seulement les eaux minérales de Digne, de Gréoulx et de la vallée de Puscla, richesses inapréciables aux yeux des médecins et des naturalistes; mais il est encore célèbre par d'anciens souvenirs : son sol est le même que foulèrent du temps de César, les peuples connus sous le nom de *Sentii*, d'*Edenates*, d'*Esubiani*, de *Veamini*, de *Gallitæ*, de *Bodiontici*, d'*Avantici*, de *Reii Apollinares* et surtout d'*Albici*, qui défendirent si bien Marseille dans le tems que le vainqueur des Gaules en fesait le siège. Ce grand homme s'exprime ainsi dans ses commentaires : *Massilienses, Albicos, barbaros homines, qui in eorum fide antiquitùs erant, montesque supra Massiliam incolebant, ad se vocaverunt.* Voyez encore Pline, Strabon et Ptolomée, sur la grande réputation de courage et de bravoure que César a donnée à ces différens peuples....

déclare, le marasme survient, et puis consomption et la mort. Les glandes du cou sont engorgées, et celles de l'abdomen sont stéatomateuses ou en suppuration. Les écarts de régime dans l'âge tendre, la répercussion de quelque maladie cutanée, et toutes les autres causes des écrouelles peuvent produire cette maladie. On prescrit aux enfans qui en sont affectés, le régime anti-scrofuleux, et les eaux minérales de Gréoulx doivent être de ce nombre ; on seconde l'effet des remèdes par un bandage compressif sur le ventre. Un pharmacien très-distingué de Paris, Cadet, rapporte avoir vu dans un canton de la Bourgogne, un remède de bonne femme, guérir en deux ou trois jours les enfans attaqués du carreau. Leur mère prenait une très-belle pomme reinette ou de calville, la lardait en tout sens de petits clous rouillés, la faisait cuire, et après avoir ôté les clous, elle en fesait manger la pulpe au malade. La chimie nous apprend que la pomme ainsi cuite, contient un mâlate de fer.

N'en déplaise au célèbre pharmacien, ce remède ne pouvait réussir que dans les premières périodes de la maladie, et nullement lorsqu'il y avait déjà dégénération et purulence des organes.

Syphillis ou maladie vénérienne.

« Il règne un préjugé qu'il faut détruire, a dit, avec très-juste raison, Darluc (1). L'on s'écrie de tous côtés, que les eaux thermales sont contraires aux maux vénériens, que malheur à ceux qui viennent à elles avec de pareils vices cachés ou non. Rien n'est plus faux que cette assertion fondée sur l'erreur. Combien de maladies vénériennes ne traite-t-on pas tous les jours, avec les plus grands succès, aux eaux des Pyrennées? Combien de personnes infectées, n'accourent-elles pas à ces bains si salutaires, pour y laisser, sous prétexte de

---

(1) Traité des eaux minérales de Gréoulx en provence.

quelque autre incommodité, le vice capital dont elles sont affectées ! Combien de militaires ne font-ils pas usage des eaux dans les douleurs rhumatismales, sans que les maux vénériens, dont ils sont attaqués, deviennent pour cela plus graves et plus considérables ! Elles contribuent plutôt à les développer, lorsque leur marche est encore cachée, ou que l'on ne fait que les soupçonner, et leur application méthodique vient au secours des autres remèdes. Les bains, les douches même associées aux frictions mercurielles, les guérissent plus sûrement. Nous avons vu dissiper aux eaux de Barèges, des maux vénériens invétérés, avec carie des os, du nez et du front, qui avaient éludé plusieurs traitemens dirigés par les plus grands maîtres, sans qu'on eût pu modérer même les progrès du virus ; et les malades déjà réduits au marasme, reprendre peu-à-peu leur embonpoint, et au moyen des eaux et du mercure administré de la sorte, être guéris radicalement. »

Nous partageons entièrement l'opinion de Darluc et de tous les autres praticiens estimables qui ont toujours pensé que les eaux minérales, loin d'avoir une influence délétère sur le virus syphillitique, sont au contraire, très-propres par leur action stimulante, à réveiller le virus endormi et caché dans l'économie ; ce qui le rend facilement attaquable par les remèdes mercuriels, et en conséquence, plus sûrement destructible. La vérole, comme toutes les autres maladies de la lymphe, affaiblit le systême ; et Hunter et Moscati ont observé que rien n'accélère plus sa guérison, surtout lorsqu'elle est invétérée, qu'un régime tonique et restaurant ; ils prescrivent le vin en pareil cas avec le plus grand succès. Combien de médecins de nos jours, en s'écartant de cette pratique raisonnée, rencontrent des virus syphillitiques incurables par la trop grande faiblesse constitutionnelle des individus, et qui souvent n'ont été entièrement domptés que par les écarts du régime des malades.

Svan-wieten rapporte l'histoire d'un homme affecté d'un vice vénérien bien prononcé, et qui, malgré tous les remèdes, n'en pût être délivré qu'en s'adonnant aux travaux forcés de la campagne, et en suivant en tout point le régime des laboureurs.

Les eaux de Gréoulx étant toniques à raison de l'acide carbonique qu'elles contiennent, seront donc très-indiquées dans certaines cachexies syphillitiques où l'estomac est devenu très-faible par l'abus des remèdes précédens; et ici, comme dans les autres dyspepsies, l'efficacité de ces eaux ne peut nullement être contestée.

APPENDICE

Sur quelques maladies générales et particulières.

Depuis long-tems on connaît la propriété qu'ont les eaux de Gréoulx de guérir les fièvres intermittentes qui dépendent d'une saburre bilieuse ou d'un défaut de transpiration. Ces sortes de fièvres sont très-communes en été et en automne sur les bords des rivières du Verdon et de la Durance, lorqu'il y a des eaux stagnantes qui donnent lieu à des exhalaisons putrides et délétères. Le peuple de ces environs court chaque année en foule aux eaux de Gréoulx, comme à une piscine salutaire. On sait que les engorgemens du foie, de la rate, la jaunisse, l'hydropisie et la cachexie sont la suite des fièvres quartes rebelles et long-tems prolongées. Rien n'est alors plus efficace que la boisson des eaux salines et sulfureuses pour fondre les embarras des viscères, dissiper l'ictère en rétablissant le cours naturel de la bile, et guérir l'hydropisie par l'abondante évacuation des urines. On aiguise, au besoin, les eaux minérales par l'addition de quelques sels neutres.

MÉTHODE

A SUIVRE DANS L'ADMINISTRATION DES EAUX DE GRÉOULX.

Avant d'entrer dans les détails pratiques de l'administration de ces eaux, nous croyons devoir faire précéder les sages réflexions que Parmentier a consignées dans le *nouveau dictionnaire d'histoire naturelle*, sur les précautions qu'exige l'usage des aux minérales : elles serviront à régler la conduite du praticien, et à inspirer aux malades plus de confiance dans un remède que la nature prépare elle-même, et qui nous paraît un des plus grands bienfaits dont les hommes puissent la remercier.

« Il en est des eaux minérales, dit Parmentier, comme des autres médicamens. Il faut, si on veut compter sur leur efficacité, saisir le moment opportun de les employer dans les doses convenables, et avec les précautions qu'elles exigent, soit avant, soit pendant, soit après leur administration; car elles n'apportent pas toujours d'altération sensible à la santé de ceux qui en boivent ou indiscrétement ou sans nécessité; elles sont au moins dans le cas de manquer leur effet, lorsque, devenues nécessaires, on ne met pas en pratique les moyens qui peuvent en assurer le succès. Le meilleur et le plus puissant de tous, est, sans contredit, d'aller boire les eaux à la source, où elles n'ont rien perdu de leur température, de leurs principes et de leur activité, et où l'on peut espérer de trouver les conseils de l'expérience. Mais il arrive souvent que le régime qu'on prescrit aux malades, loin de favoriser la réussite des eaux, rend souvent nul et quelquefois préjudiciable, un secours que la nature semble avoir principalement destiné au soulagement de l'humanité. C'est donc aux gens de l'art de s'informer de la manière habituelle de vivre, afin de régler en conséquence celle qui devra être suivie pendant l'usage des eaux.

« Plusieurs médecins dominés par une routine aveugle, font subir à tous les malades indistinctement la même préparation, quoique la différence des constitutions et des affections admette beaucoup de modifications. La plupart sont dans l'habitude, par exemple, de faire toujours précéder l'usage des eaux par une purgation. Mais cette pratique est loin d'être fondée en principes : combien de fois la santé n'a-t-elle pas été dérangée pendant quelque tems pour une médecine prétendue de précaution, dont l'effet a mis ensuite le sujet dans l'impuissance de retirer des eaux minérales les avantages certains qu'il pouvait en espérer?

« On convient assez généralement qu'il

ne faut commencer l'usage des eaux que par un verre ou trois au plus; par ce moyen, on essaie les forces ou les dispositions du malade, et on connaît bientôt, sans courir aucun danger, si elles lui conviennent; dans ce cas, on les augmente successivement d'un à deux et trois verres pour chaque jour. Si le malade est épuisé par la maladie ou par les remèdes qu'on lui a administrés, et qu'il soit frêle et débile, il est utile alors de les couper; si au contraire, il est bien constitué et vigoureux, il faut élever la dose beaucoup plus haut; on peut même aller jusqu'à la quantité de trois pintes dans l'espace d'une heure et demie ou deux dans la matinée.

« Mais quelle que soit la dose prescrite en raison de la maladie et de la constitution de l'individu, il est de la prudence d'aller à tâtons, ayant soin de ne boire la deuxième ou troisième pinte qu'après plusieurs jours de l'usage des eaux, et chaque jour, la deuxième dose ne doit être prise qu'autant que la première est bien passée, ainsi de suite. Pendant ce tems, il n'y aura rien de mieux à faire qu'à prendre modérement de l'exercice, et à se promener; en évitant les intempéries, et sur-tout de s'exposer trop brusquement au chaud, au froid et à l'humidité.

« Malgré ces précautions, il arrive quelquefois que les eaux les mieux indiquées, opèrent une sorte de révolution dans l'économie animale, et qu'il survient à la suite de leur usage, quelque accès de fièvre : il ne faut pas s'en effrayer. Pour régler sa conduite à ce sujet, on doit observer que certaines eaux thermales, sur-tout les sulfureuses et les salines, qu'on prescrit ordinairement pour détruire des maladies caractérisées par la faiblesse ou par des engorgemens dans les viscères, ne peuvent produire les effets salutaires, qu'en augmentant la force de circulation et excitant dans les organes des sécrétions forcées, ce qui ne peut guère avoir lieu sans être accompagné de mouvement fébrile ; mais cette fièvre, lorsqu'elle est modérée, est un des plus grands moyens dont la médecine sait tirer parti dans les maladies chroniques. On doit donc, dans ce cas, recourir aux conseils des médecins, et, en attendant, interrompre l'usage des eaux jusqu'au retour de la santé, sauf à les reprendre ensuite avec la même confiance qu'auparavant.

« Un des moyens les plus efficaces pour seconder et assurer les bons effets qu'on doit attendre de l'administration des eaux minérales, c'est d'observer un régime convenable pendant leur usage, et d'éviter les excès en tout genre.

« Dans un mémoire publié il y a dix ans sur les eaux minérales de Bourbon-l'Archambaud, de Vichy et du Mont-d'Or, Brieude discute avec beaucoup de sagacité une question diététique très-importante, savoir si l'on doit permettre les végétaux et les fruits aux malades, ou les tenir à une nourriture purement animale, comme on le fait à plusieurs sources minérales :

ce médecin conseille d'adopter le régime mixte ; les raisons sur lesquelles il se fonde, sont que les végétaux sont des alimens très-sains ; que, dans bien des cas, ils nous présentent des remèdes salutaires ; que l'habitude de les associer à nos alimens en santé, doit être respectée en maladie ; que d'ailleurs une nourriture formée du mêlange des animaux et des végétaux, à laquelle on est accoutumé dès l'enfance, doit mieux convenir à l'estomac et être de plus facile digestion qu'une nourriture animale. Cet ouvrage renferme d'autres préceptes très-utiles sur l'administration des eaux minérales ; ils sont le fruit d'une expérience de plusieurs années passées auprès des principales sources méridionales de la France.

« Un préjugé malheureusement trop accrédité depuis long-tems, c'est d'interdire le laitage à ceux qui font usage des eaux minérales ; sans doute il y a bien des états de maladie où ce liquide ne convient pas ; mais combien d'observations prouvent aussi que les malades le réclament comme par instinct contre l'ignorance ou l'esprit de systême qui s'obstine à leur prescrire une autre boisson pour laquelle ils ont une aversion décidée. Le prétexte pour lequel on défend le lait, est la coagulation qu'il doit éprouver par l'effet des eaux. Mais cette coagulation n'a-t-elle pas lieu dans l'estomac en toute circonstance (1)? L'usage des eaux acidules ou salines ne fait donc que l'accélérer plus ou moins, et en cela, il peut faciliter souvent la digestion du lait. Venel connaissait une femme qui ne supportait aucune espèce de lait, sans l'associer en même-tems à un acide végétal. On sait que dans l'Inde et en Italie, on le mêle avec parties égales de vin ou de suc de limon pour aider à le faire passer : de pareils faits sont assez fréquens dans la pratique médicale.

« L'observance d'un régime alimentaire

---

(1) Rousseau, sans être médecin, a dit, avec beaucoup de vérité dans son Émile : *Quiconque mange du lait, digère du fromage.*

analogue à l'état de maladie, n'est pas la seule précaution nécessaire pendant l'usage des eaux minérales ; il faut encore y joindre celles qui concernent les autres points de l'hygiène, tels que la boisson, les effets de l'air, le mouvement et le repos, le sommeil et les veilles, les passions ou affections de l'ame ; enfin, les matières qui doivent être chassées du corps et celles qui doivent y être retenues. »

La disposition actuelle des bains de Gréoulx, ne permet de faire usage des eaux que de quatre manières : en boisson, en bains, en douches et en étuves. Ces quatre modes sont souvent combinés ou isolés, suivant la maladie que l'on a à combattre ; il est rare néanmoins que l'on se contente d'un seul, on les réunit le plus souvent.

BOISSON.

Un malade qui arrive à Gréoulx pour quelque maladie que ce soit, doit commencer par faire usage des eaux en boisson.

Pour la première journée, deux ou trois verres bus le matin à jeun, sont plus que suffisans. Le lendemain, il augmente d'un ou deux verres, et ainsi de suite. Le cinquième ou le quatrième jour, il fait dissoudre demi-once de sulfate de magnésie (sel d'Epsom) dans une pinte d'eau; par ce moyen, les eaux deviennent purgatives, et préparent au traitement. Les estomacs faibles, les individus cacochymes, en boivent une moindre quantité que les tempéramens robustes. L'on n'en peut fixer aucunement la dose, parce qu'elle doit être toujours relative à la constitution des malades. Nous en avons bu jusqu'à six pintes par jour, sans le plus léger inconvénient. On fait beaucoup d'exercice pour favoriser le cours abondant des urines. Si le tems est beau, non venteux et non humide, on se promène dans le jardin; si non, on garde la chambre, et l'on fait de l'exercice dans la maison. Après le dernier verre d'eau minérale, on se restaure pour l'ordinaire avec un bon bouillon. Lorsqu'il s'agit d'attaquer des embarras des viscères, des engorgemens chroniques, des virus cutanés déposés par métastase sur des organes internes, on fait un long usage de ces eaux en boisson et en grande quantité. Du reste, on consulte pour cela le médecin qui dirige les malades, et c'est lui qui doit en régler la dose et l'administration.

BAINS.

On les prend plus ou moins chauds, selon que l'on choisit ceux qui sont plus ou moins voisins de la source. Les personnes sanguines, qui ont la figure vultueuse, le cou court, une constitution athlétique, et celles qui ont une très-grande susceptibilité nerveuse, doivent craindre les effets d'un bain trop chaud. On reste environ demi-heure ou une heure plus ou moins dans le bain, selon les circonstances et l'état de la maladie. Après avoir été bien séché, on se met au lit; on prend à volonté un bouillon; on boit une infusion théiforme de quelque plante aromatique. Une heure après, on se lève, on dîne comme à son ordinaire, et l'on fait de l'exercice au jardin, si le soleil est radieux et préside à une de ces belles journées du printems ou d'automne, qui sont si communes sur les rives du Verdon. Il est inutile de dire que c'est toujours à jeun ou long-tems après que la digestion est faite, que l'on se met au bain. Pour l'ordinaire on n'en prend qu'un le matin, mais au besoin, l'on pourrait en prendre deux dans la journée.

Pour retirer tous les bons effets que l'on se promet de l'usage des bains, il est nécessaire de les faire précéder et accompagner du massage. C'est le moyen le plus propre à redonner à la peau sa souplesse naturelle, et à la rendre perméable à tous les fluides qu'on veut expulser de l'économie par son intermède. Le massage est très-usité en Orient. Qui n'a pas entendu parler de ces fameuses Bayadères qui habitent les villes situées sur les bords du Nil, et qui, comme de nouvelles Médées, ont l'art de rajeunir et d'infuser même dans un corps faible et déjà glacé par la vieillesse, la vigueur du premier âge ? « L'action de masser après le bain, est celle qui pétrissant les muscles, ramollit les chairs, entretient la fraîcheur du système dermoïde, la relation des utricules, du tissu cellulaire, chasse de proche en proche les fluides qui y stagnent, dégorge les vaisseaux détendus, remplit ceux qui sont vides, imprime en général à toute l'organisation, une locomotion aussi douce que salutaire, et rétablit un équilibre universel (1). » Le baigneur avant de pratiquer le massage, promène sur toute la surface du corps une étoffe de laine; puis après que le malade s'est revêtu d'une chemise fine, il pétrit avec les mains les muscles, fait jouer en tous sens les articulations, en faisant exécuter aux membres toutes sortes de mouvemens. Il presse et contourne les doigts dans chacune de

(1) *L'ami des Femmes*, par le docteur Marie de Saint-Ursin.

leurs phalanges. Cette opération dure un quart-d'heure ; et c'est alors que les remèdes qu'on donne à l'intérieur pour seconder les effets des bains, acquièrent une énergie nouvelle, et que toutes les fonctions vitales se raniment.

On doit avoir en général l'attention avant d'entrer au bain, de se faire laver le corps avec du savon dissous dans l'eau chaude, et se faire essuyer ensuite avec des étoupes. Il est inutile de dire que cette opération et le massage seront pratiqués par une femme, lorsqu'il s'agira de personnes du sexe.

DOUCHE.

On appèle ainsi un jet d'eau qui tombe perpendiculairement sur une partie quelconque du corps. Elle est principalement usitée lorsqu'il y a des douleurs rhumatismales ou arthritiques fixées sur quelques membres ; ou lorsqu'il faut fondre des engorgemens des vicères, ou des tumeurs indolentes. Dans les cas d'atrophie ou d'ankilose, elle devient quelquefois spécifique, sur-tout si l'on a soin d'oindre les parties affectées d'huiles aromatiques ou de graisses animales. Le massage aide puissamment l'effet de la douche, et il doit être fréquemment renouvelé ; il deviendrait même plus efficace, s'il était pratiqué dans le bain.

ÉTUVES.

On appèle ainsi un bain de vapeurs. On doit être très-réservé sur son usage et sur sa durée. Il est des individus qui ne peuvent le supporter un quart-d'heure, sans être exposé aux plus graves accidens. Après que le malade est rapporté dans son lit, on lui fait boire plusieurs verres d'une infusion aromatique (thym, serpolet, mélisse, feuilles d'oranger, menthe); même on peut lui donner un petit verre de vin de Porto ou de Malaga. C'est surtout dans les rhumatismes chroniques ou dans les affections qui dépendent d'un vice cutané fixé sur quelque organe interne, que l'on a recours aux étuves. Elles forment le complément de la méthode curative dans toutes les autres maladies, pour la guérison desquelles on a employé les eaux en bains ou en boisson.

Le génie du médecin peut varier encore l'usage des eaux de Gréoulx. Tantôt il les prescrira en fomentations, en injections, en lavages, en fumigations; tantôt il fera appliquer les boues en topique sur les nodus et les tumeurs qu'il aura intention de résoudre.

La saison la plus propre pour aller aux eaux, est depuis le commencement de mai jusqu'à la mi-juillet, et depuis le premier septembre jusqu'à la fin d'octobre. Quelques médecins ont conseillé l'usage de ces eaux bues hors de leur source; mais l'analyse chimique y démontre des principes promptement altérés par le contact de l'air; d'ailleurs les eaux thermales perdent toujours beaucoup en se refroidissant.

Il serait sans doute inutile de donner des préceptes plus étendus sur l'administration de ces eaux minérales ; le médecin qui est sur les lieux, suppléera facilement à tout ce que nous aurons omis. Il est bon d'avertir cependant que, dans bien des circonstances, les eaux de Gréoulx n'opèrent des effets salutaires et sensibles, que long-tems après que les malades en ont fait usage, sur-tout lorsqu'il y a chez eux des vices invétérés et héréditaires.

Les vertus des eaux minérales en général, comme remède empirique, sont reconnues depuis long-tems ; mais les progrès de la chimie moderne leur donnent aujourd'hui toute la certitude d'un remède rationnel. En effet, par l'analyse, nous connaissons les différens principes minéralisateurs que ces eaux contiennent, et d'après cela, nous pouvons préjuger leur efficacité dans telle ou telle maladie. Quoique l'art, en imitant les procédés de la nature, soit presque parvenu à lui dérober son secret dans la fabrication des eaux minérales, et à les rendre très-efficaces pour la guérison de beaucoup de maladies, nous ne pouvons disconvenir que les eaux naturelles ne méritent encore la préférence. Leurs principes, quoique bien des fois réduits à l'état d'élémens inappréciables, sont néanmoins combinés de telle manière, que la médecine s'étonne des succès qu'elle en obtient, et c'est ce qui doit toujours les faire préférer aux artificielles, toutes les fois que les malades pourront aller les boire à la source.

ROUGEURS OU BOURGEONS DU VISAGE, EFFLORESCENCES DARTREUSES DE LA PEAU, ET TACHES DE HALE (1).

Rien de plus commun aujourd'hui que cette affection érysipélateuse qui couvre la figure de la plupart des jeunes femmes. Cette éruption cutanée s'annonce par de

(1) Au moment où l'on achevait l'impression de cet ouvrage, nous avons été consultés pour savoir si les eaux de Gréoulx jouissent de quelque vertu pour la guérison des taches et des rougeurs qui surviennent aujourd'hui au visage de beaucoup de femmes. Comme nous n'avons fait qu'effleurer cet objet à la page 115, nous croyons devoir traiter cette maladie à l'instar des précédentes, et notre réponse alors qui ne devait être que privée, deviendra d'un intérêt général par sa publicité. C'est aux *affections du système cutané* que cet article doit être rapporté : il se trouve ici, comme on le voit, hors de son cadre naturel.

petits boutons rouges qui s'élèvent au milieu d'une tache purpurine d'abord bornée sur un point, mais qui finit ensuite par s'étendre sur les pommettes, sur les aîles et le bout du nez. Quelquefois cette dernière partie est la seule affectée. Lorsque la maladie est ancienne, les boutons sont surmontés d'un point blanchâtre qui tombe en écailles. Cette efflorescence se renouvelle et se multiplie souvent d'une manière désagréable à la vue, et les malades semblent bien des fois avoir un masque écailleux sur la figure. Cette maladie prend le nom de couperose chez les hommes, et on la regarde comme la suite de l'abus des liqueurs spiritueuses. Mais le plus souvent elle est dépendante, chez les femmes, d'une acrimonie bilieuse, d'une nourriture âcre et échauffante, d'un lait répandu et d'un vice dartreux. Les praticiens lui assignent encore d'autres causes cachées, et que la prudence exige de ne pas toujours divulguer. L'abus du café, les veilles prolongées, les bals nocturnes, un tempérament érotique, ainsi que de violens chagrins peuvent encore, à notre avis, donner naissance à cette maladie.

Il n'est pas rare dans les pays chauds et sur le bord de la mer, sur-tout dans les Colonies, de voir survenir instantanément des efflorescences dartreuses sur différentes parties du corps, après un grand effroi, des anxiétés profondes et de vives sollicitudes. Bosquillon a souvent rapporté dans ses leçons au collège impérial de France, que des marins du Martigues, ayant fait naufrage et ne s'étant sauvés que par une espèce de miracle, eurent à l'instant le corps tout couvert d'une éruption dartreuse, qui devint ensuite incommode et très-difficile à guérir. Ce fait prouve qu'une vive affection morale peut, en certains cas, exercer une influence toute particulière sur l'organe cutané, et que bien des fois les dartres sont dépendantes non d'un vice interne, mais d'un chagrin intense et d'une violente frayeur....... Cette affection, ainsi que les rougeurs et les bourgeons à la figure, inquiètent vivement les jeunes femmes. Si ce n'était qu'à leur tems critique et dans l'âge de leur décrépitude qu'elles en fussent attaquées, elles s'en consoleraient plutôt ; mais c'est précisément lorsqu'elles ont encore la fraîcheur de la rose et l'éclat des lis, et que tout dans le monde leur fait un devoir de plaire et un besoin d'aimer, que ces efflorescences herpétiques viennent les enlaidir.

La beauté est, sans contredit, le plus beau présent que la nature ait pu faire aux femmes ; c'est en son nom qu'elles exercent un empire si absolu sur les hommes ; mais l'amour, ce feu conservateur du genre humain, s'éloignerait bientôt de la terre, si Vénus cessait d'y avoir un temple et des autels. Le médecin qui indiquera donc au beau sexe l'art de *réembellir*, doit être compté au nombre des bienfaiteurs de l'humanité, et peut revendiquer avec juste raison le titre si doux et si fortuné d'Ami des Femmes. . . . . . . On a conseillé en topique l'huile d'avelines, l'eau de limaçons, le frai de grenouilles, l'eau de

Goulard, et pendant la nuit, les cataplasmes de fraises légèrement écrasées. A l'intérieur, l'acide sulfurique alongé d'eau, les laxatifs anti-phlogistiques, spécialement le tartrite acidule de potasse (crême de tartre), le lait d'ânesse, les sucs de nymphéa et de cerfeuil. Mais comme cette affection n'est pas purement locale, qu'elle reconnaît un vice constitutionnel et conséquemment difficile à guérir, on sent bien qu'il faut des moyens héroïques pour le détruire. Parmi toutes les eaux minérales de France, il n'en est aucune qui puisse lutter, en pareille circonstance, avec les eaux de Gréoulx. Elles sont spécifiques pour redonner à la peau cette molesse et cette onctuosité qui constituent la fraîcheur du visage et le coloris d'un beau teint, ainsi que pour faire disparaître les rougeurs ou boutons de la face, et les efflorescences de la peau qui doivent leur origine à un vice dartreux ou syphillitique, à un régime trop échauffant, à des peines d'esprit excessives, et sur-tout à des plaisirs trop multipliés et trop bruyans. C'est sans doute par leur douce température, leurs principes chimiques, et sur-tout par leur grande onctuosité, que ces eaux conviennent si bien aux maladies cutanées. Beaucoup d'eaux minérales sont souvent nuisibles à ceux qui vont les boire à la source et qui en font usage en étuves ou en bains; mais les eaux de Gréoulx sont si bénignes, que jamais aucun malade ne s'est plaint de leurs mauvais effets, lors même qu'elles lui ont été inutiles. L'opinion des médecins, et du vulgaire qui n'est pas toujours à mépriser, est d'accord là-dessus avec l'expérience des siècles passés, car dès les tems les plus anciens, on a reconnu dans ces eaux les mêmes vertus que nous préconisons aujourd'hui.

Jeunes Beautés du midi, et vous gentilles Parisiennes, que la nature, sous des climats divers, fit si aimables et si belles, lorsque vous aurez à déplorer les ravages trop précoces du tems, ou à vous attrister de l'éclat d'un teint trop enluminé, accourez aux eaux de Gréoulx : c'est là, que les Nymphes, si long-tems adorées par les anciens Romains, vous accueilleront avec empressement dans leurs grottes mystérieuses, où la déesse Hygie préside elle-même à la distribution de leurs bienfaits; en vous baignant dans leurs eaux, vous renaîtrez à la vie et à la santé, et aucune de vous n'en sortira sans y laisser les taches qui la déparent !

En faisant le tableau des différentes maladies pour le traitement desquelles nous conseillons les eaux de Gréoulx, nous n'avons suivi que l'impulsion de notre conscience, les principes de nos maîtres et les lumières de notre raison. Toutes les maladies chroniques pouvant, à notre avis, être traitées avec succès par les eaux minérales, le cadre que nous avons présenté, loin de contenir pour le moment des surcharges inutiles, pourra un jour être encore beaucoup enrichi. Notre manière de voir en médecine, effarouchera peut-être certains esprits superficiels qui n'ont jamais étudié leur art que dans les livres ; mais, nourris des grands principes des hommes célèbres qui ont illustré et qui illustrent encore aujourd'hui la médecine, nous devons propager leur doctrine pour l'instruction de ceux qui l'ignorent ; heureux si nous parvenons à la leur faire mettre bientôt en pratique pour le plus grand bien de l'humanité ! Nous recevrons toujours avec reconnaissance les observations des personnes estimables qui nous donneront amicalement leur avis : l'âge et les talens réunis à l'expérience, ont toujours été pour nous des objets dignes de vénération. Mais, si au lieu d'un sage Aristarque, un vil Zoïle nous déchire en secret par une basse jalousie, ou pour le malin plaisir de nous nuire, alors nous prendrons une plume d'acier, afin que, comme dans la fable, le serpent soit réduit à ne ronger qu'une lime. . . . .

TABLE DES MATIÈRES.

CLASSE QUATRIÈME.

Affections du système Urinaire.

CLASSE CINQUIÈME.

Affections du système Génital.

CLASSE SIXIÈME.

Affections du système Nerveux.

CLASSE SEPTIÈME.

Affections du système Musculaire.

CLASSE HUITIÈME.

Affections du système Articulaire.

CLASSE NEUVIÈME.

Affections du systême Cutané.

CLASSE DIXIÈME.

Affections du systême Lymphatique.

ERRATA.

Page 1, *ligne* 1re., un long séjour, *lisez* un si long séjour.

Page 10, *ligne* 13, ou plus enchanté, *lisez* ni plus enchanté.

Page 13, *ligne* 18, par le courant, *lisez* par les courans.

Page 24, *ligne* 20, la recèlent, *lisez* la recèle.

Page 35, *ligne* 20, de gaz, *lisez* du gaz.

Page 50, *ligne* 10, Dessault, *lisez* Desault.

Page 51, *ligne* 1, Dessault, *lisez* Desault.

Page 51, *ligne* 20, j'ai vu, *lisez* nous avons vu.

Page 55, *ligne* 6, cousoude, *lisez* consoude.

Page 62, *ligne* 13, l'hémoptise, *lisez* l'hémoptysie.

Page 101, *ligne* 7, rhumatisme alors, *lisez* rhumatisme aigu.

Page 105, *ligne* 18, Dessault, *lisez* Desault.

Page 127, *ligne* 1, Svan-wieten, *lisez* van-Swieten.

Page 129, *ligne* 7, des aux, *lisez* des eaux.

www.ingramcontent.com/pod-product-compliance
Ingram Content Group UK Ltd.
Pitfield, Milton Keynes, MK11 3LW, UK
UKHW021055200726
13857UKWH00003B/933

9 782011 288486